THE BUTCHERING ART

ヴィクトリア朝医療の歴史

外科医ジョゼフ・リスターと歴史を変えた治療法

リンジー・フィッツハリス
Lindsey Fitzharris
田中恵理香 訳

原書房

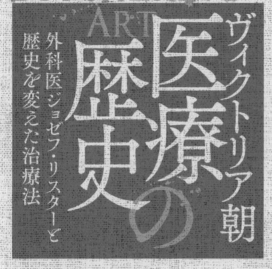

ヴィクトリア朝医療の歴史

外科医ジョゼフ・リスターと歴史を変えた治療法

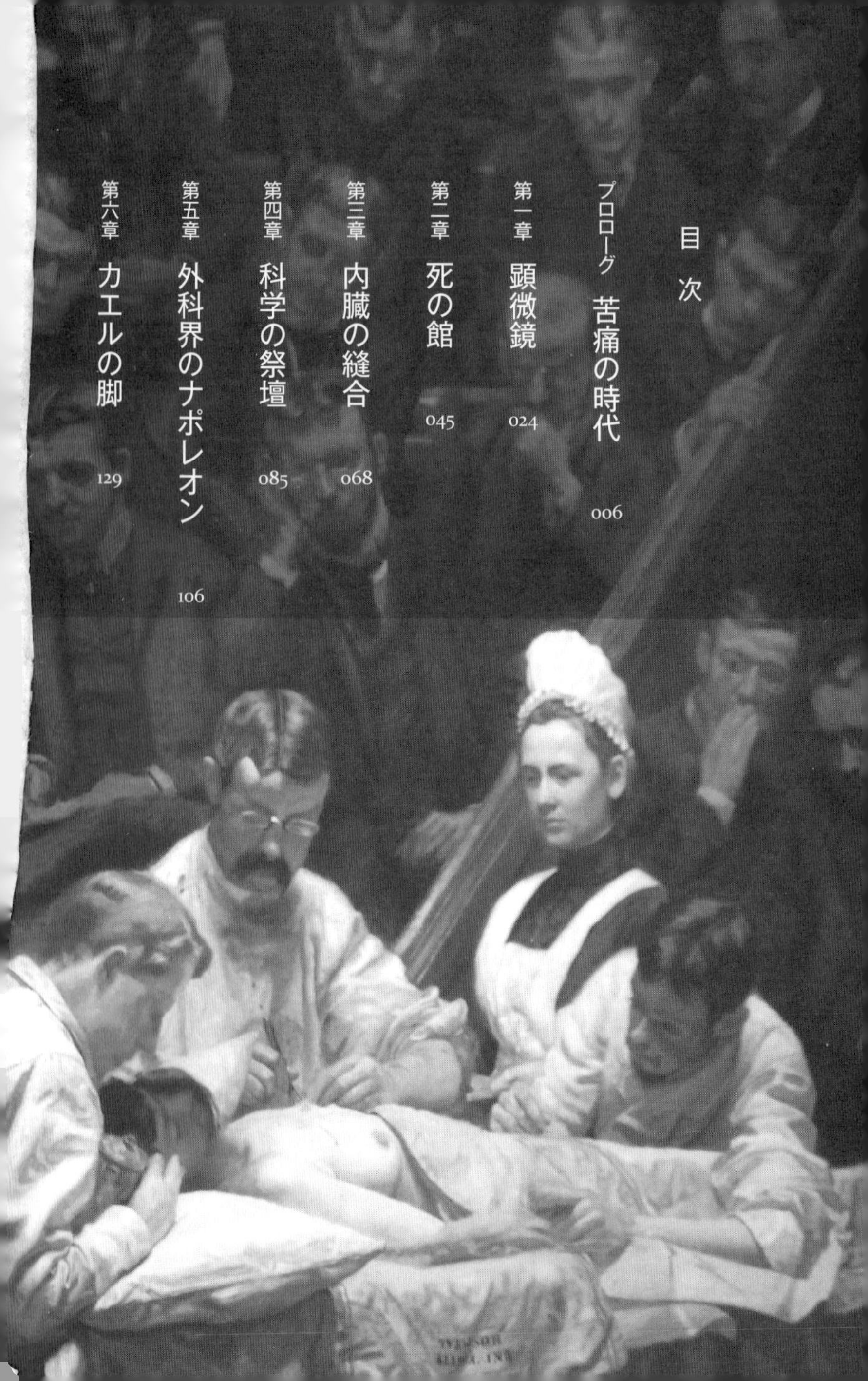

目次

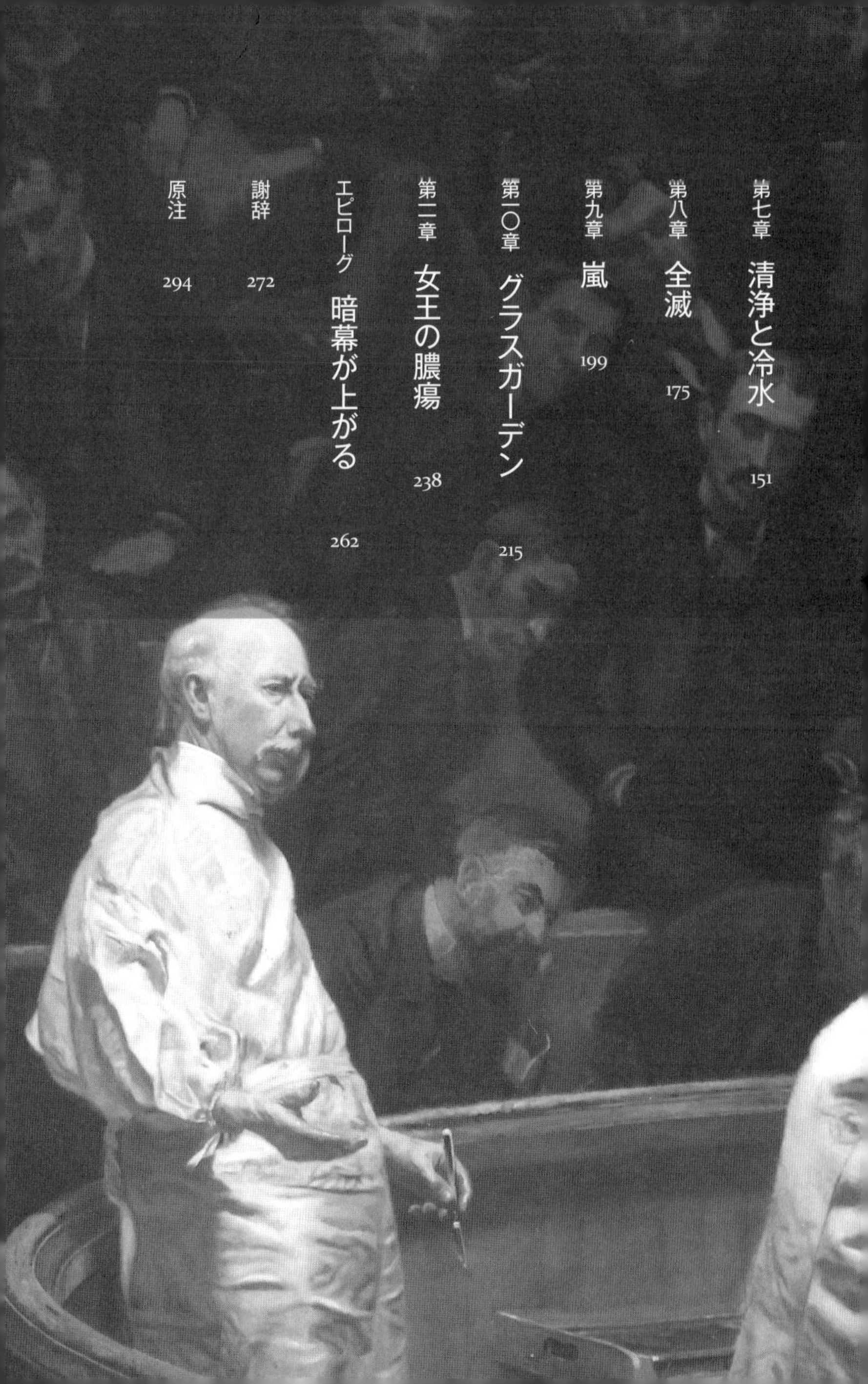

私の人生に与えられた贈りもの、
祖母のドロシー・シザーズへ。

プロローグ

苦痛の時代

名高い老練の科学者が可能だと言うなら、それはほぼ正しい。不可能だと言ったとしたら、その人はほぼ間違っている。[1]　――アーサー・C・クラーク

一八四六年一二月二一日の午後、ロンドン大学ユニヴァーシティ・カレッジ・ロンドン（UCL）付属教育病院の手術室におおぜいの人が集まっていた。ロンドンでもっとも有名な外科医が、脚を腿《もも》の中ほどから切断する手術の準備をしている。これからみなが夢中になってその手術に見入るのだ。続々と手術室に入ってくる人たちは、医学の歴史に残る画期的な瞬間に立ち会うことになるとは、知る由もなかった。

手術室は、医学生と興味本位の見物人で、天井まで埋まっていた（当時の手術室［operating theater］は医学生らの見学のために階段状の席が設けられていた）。見物人の多くが、ヴィクトリア朝時代のロンドンの生活につきものの埃《ほこり》と汚れを持ち込んでいた。外科医のジョン・フリント・サウスは、人々が先を争うように手術室に押し寄せる光景

は、芝居小屋の平土間か天井桟敷《さじき》で席をとりあう様子に似ていなくもないと指摘している。[2] 人々は、カゴの中のニシンのようにひしめき合い、後ろの列の人はもっとよく見ようとして押し合い、視界がさえぎられるたび「頭を下げろ」と大声を出す。[3] こんな調子で手術台のまわりまで見物人がおおぜいいるため、外科医はまず人を追い払わなければ手術ができないこともあった。一二月だというのに、手術室のなかは息苦しく耐え難いほどになっていた。身体を押しつけ合っているため、ひどく暑苦しかった。

見物しているのはさまざまな人たちで、医療専門職や医学生でない人もまじっていた。[4] 通常、前方の二列を占めるのは、助手《ドレッサー》と呼ばれる人たちで、傷口をふさぐための医療品が入った箱を抱え外科医の手術に立ち会った。助手の後方には学生がおり、落ち着かない様子で身体を押し合ったり何かささやきあったりしていた。招待客や社会的な地位にある人たちも座っていた。

人々が医学に好奇心をそそられるのは今に始まったことではない。ルネサンス時代、うす暗い灯りに照らされた階段状の解剖室で、身じろぎもしない見物人をまえにして、刑死した犯罪人にさらに罰を与えるため死体が切り刻まれた。あらかじめ「予約」していた見物人が見守るなか、解剖師が腐敗した死体の膨張した腹部を切り開くと、血とともに腐臭がする膿《うみ》が噴き出した。[5] 不気味な光景に付随する伴奏のように、明るくしかし調子はずれの笛で音楽が奏でられることもあった。公開解剖は、きわめて劇場的な見世物で、闘鶏やクマいじめ（クマにイヌをけしかけて闘わせる見世物）と同じように人気がある娯楽だった。もっとも、だれもが見たがったわけではない。フランスの哲学者、ジャン＝ジャック・ルソーは、解剖を目にしたときのことを次のように書いている。「解剖室とは、何と胸の悪くなるような光景か。腐臭のする死体、崩れゆく青黒い肉、血、気味が悪いはらわた、おぞましい骨の残骸。疫病にかかりそうな空気が漂っている。いっておくが、娯楽を求めて行く場所ではない[4]」

ユニヴァーシティ・カレッジ付属病院の手術室は、ロンドンにある他の手術室とほぼ同じだった。手術をする場所は舞台のようになっており、その周囲を囲む半円形の見学席が天井まで階段状にしつらえられ、大きな天窓から下の手術スペースを照らす光が入ってくる。太陽が厚い雲に覆われる日は、太いろうそくを何本も立て灯りをとった。手術室の中央には、これまでの「肉処理」の痕跡を示す木の台がおいてある。その下の床には、まもなく切断される手足からしたたってくるであろう血液を吸収するためのおがくずがまかれていた。毎日のように、ナイフの下から苦悶《くもん》の叫び声があがり、階下の通りから聞こえてくる、話し声や子どもの笑い声や馬車が通る音などとまじりあって、不協和音を響かせていた。

一八四〇年代の外科手術は、危険が潜む汚れ仕事だった。何としても避けるべきものだった。リスクが高かったため、外科医の多くは手術することを初めから拒否し、診療内容を皮膚疾患や浅い傷など身体の表面の症状に限定していた。侵襲的処置はごくまれにしか行われず、そのためもあって、手術のある日にはおおぜいの見物人が手術室に押しかけた。たとえば、グラスゴー王立病院で一八四〇年に行われた手術は一二〇件にすぎない[7]。外科手術は最後の手段であり、生きるか死ぬかというときにだけ行われた。

内科医のトマス・パーシヴァルは、手術が終わるたびに手術用の上衣を取り替え、手術台と器具を洗浄するよう外科医に助言した。衛生上の理由からではなく「恐怖を引き起こすものはすべて」目に触れないようにするためだ。[8] 助言にしたがう者はほとんどいなかった。外科医は血がこびりついた上衣をつけ、手も器具もめったに洗わず、まごうことなき腐肉の臭いを漂わせながら手術室に入ってきた。医師たちは「いかにも病院らしい臭い」とおおらかに言っていた。

当時の外科医は、膿が出るのは敗血症の徴候ではなく治癒の自然なプロセスの一環だと考えており、手術による死亡のほとんどは術後の感染によるものだった。手術室は死へと続く入り口だった。病院より家庭で手術を行うほうが安全で、病院での死亡率は家庭での死亡率より三倍から五倍、高かった。一八六三年になっても、フローレンス・ナイチンゲールは「同じ程度の疾患の患者を比較した場合、とくに大都市では、病院での死亡率は病院外で治療したときの死亡率よりはるかに高い」と明言している。[9] ただし、家庭での治療は、費用がかさんだ。

感染と不衛生だけが、問題だったのではない。外科手術は、苦痛をともなうものだった。何世紀にもわたって、痛みを軽減する方法が試みられていた。ジョゼフ・プリーストリーが一七七二年に初めて亜酸化窒素（「笑気ガス」）を合成して以来、それが痛み止めになると認知されていたが、外科手術では普通使われなかった。効果が信頼できなかったからだ。催眠療法の一種と考えられるメスメリズム（一七七〇年代に催眠術の技法を開拓したドイツ人医師、フランツ・アントン・メスメルの名前からこう呼ばれる）も、一八世紀の医学で主流の方法として受け入れられなかった。メスメルと弟子たちは、患者の前で手を動かすと、患者に何らかの物理的な作用が生まれると考えた。この作用によって、患者に癒《いや》しと精神的な力を与える有益な生理的変化が生まれるとした。多くの医師は信じなかった。

メスメリズムは、一八三〇年代にイギリスで、一時的にではあったが復活した。ユニヴァーシティ・カレッジ病院で、内科医のジョン・エリオットソンがメスメリズムを公開で行いはじめた。二人の患者、エリザベス・オーケイとジェーン・オーケイの姉妹に施術を行ったとき、姉妹は、病院の別の患者の行く末を予言した。エリオットソンが施した催眠術の影響下で二人は、患者のベッドのまわりを「ビッグ・ジャッキー」（死神）がうろついているのを見たと主張し、その患者はのちに死亡した。だが、エリオットソンの手法への関心は長続きしなかった。一八三八年に、世界一流の医学雑誌『ランセット』の編集者がオーケイ姉妹にいかさまだったことを認めさせ、エリオットソンがペテン師だったことを暴いた。

一二月二一日の午後、ユニヴァーシティ・カレッジ病院に集まった人々の記憶には、まだその不祥事が鮮明に残っていた。有名な外科医ロバート・リストンが、これから患者にエーテルを与えその効果を検証する、と告げる。「今日は、ヤンキー・トリックをお目にかけましょう。なんと、人間の感覚がなくなるのです」[10]。リストンは宣言すると、手術室《ステージ》の中央に向かった。リストンの言葉で、手術室《シアター》が静まった。エーテルは、メスメリズムと同じように、患者の意識を失わせる怪しげで特異な技法だと考えられていた。全身麻酔は、アメリカで初めて行われたことから「ヤンキー・トリック」と呼ばれていた。エーテルは一二七五年に発見されたが、麻酔効果がある物質として合成されたのは一五四〇年で、ドイツの植物学者で化学者のヴァレリウス・コルドゥスがエチルアルコールに硫酸を加える画期的な合成法を編み出した。コルドゥスと同時代のパラケルススはニワトリを使ってエーテルの実験を行い、ニワトリにエーテルの液体を飲ませると、長時間眠るが目覚めたときに何の悪影響もないと書き残している。この物質は「あらゆる苦痛を何の害もなく鎮め、痛みを和らげ、どんな熱でも下げ、あらゆる病気の合併症を予防する」と結論づけた。[7] しかし、エーテルを人体に使用するのは、何百年もあとになる。

一八四二年、その時がきた。クロフォード・ウィリアムソン・ロングは、エーテルを全身麻酔に初めて使った医師として記録に残っている。ジョージア州ジェファーソンで、患者の首から腫瘍《しゅよう》を摘出する際に使用したのだが、残念なことに、ロングはその実験の結果を一八四八年まで発表しなかった。それに先立つ一八四六年九月、ボストンの歯科医ウィリアム・T・G・モートンが抜歯でエーテルを使い、名声を得た。痛みのない処置が成功したことは新聞の記事になり、モートンは、ある著名な医師から、マサチューセッツ総合病院で行う予定の下顎から大きな腫瘍を摘出する手術に力を貸すよう依頼された。

一八四六年一一月一八日、この画期的な瞬間について、医師のヘンリー・ジェイコブ・ビゲローが『ボストン・メディカル・アンド・サージカル・ジャーナル』（のちの『ニューイングランド・ジャーナル・オブ・メディシン』）に寄稿している。「外科手術の痛みを軽減する方法を考案することは、長いあいだ医学の重要な課題だった。ついに効果的な化学物質が発明された」[12]。ビゲローによれば、モートンは手術が始まるまえに自身が「レテオン」と呼ぶ物質を患者に与えたという。その気体は、ギリシア神話に出てくる「レーテー」という川から名づけられたもので、死者がこの川の水を飲むとこの世の人生を忘れるといわれている。モートンは手術のあとまもなくこの気体化合物の特許をとり、外科医たちにさえ公表しなかった。ただし、ビゲローは、その気体は、エーテルのかすかに甘い臭いがしたと明かしている。手術中に意識を失わせる奇跡の物質の話は、またたく間に世界中に広まり、外科医はこぞってエーテルの効果を自分の患者に試した。

ロンドンでは、アメリカ人の内科医フランシス・ブートが、ビゲローから、ボストンでの画期的な出来事を詳細に記した手紙を受け取っていた。ブートは興味をもち、歯科医のジェイムズ・ロビンソンに、抜歯をする患者にエーテルを使ってみるよう強く勧めた。実験は大成功で、ブートはその日のうちにユニヴァーシティ・カレッジ病院に駆けつけ、ロバート・リストンに伝えた。

リストンは懐疑的ではあったものの、手術室で新しい試みをする機会を逃しはしなかった。ほかに関心を集めることがないなら、興味深い実演ができるかもしれない――リストンの実演は国中に知れわたっていた。リストンは次の手術でエーテルを使うことに同意した。手術は二日後に予定された。

リストンがロンドンの医療現場にいた時代は、「紳士の内科医」が医学界で幅をきかせ影響力をもっていた。内科医はエリート支配層で、医学界のピラミッドの頂点にいた。このため、内科医が医師の領域を守る「門番」のようになっており、育ちがよく人格がすぐれていると内科医に認められた者だけが、医学界に受け入れられた。内科医は文献を重んじる人々で、実技の訓練をほとんど受けておらず、手でなく頭を使って患者を治療していた。教育は古典の研究を基礎としていた。この時代の内科医は、患者の身体を診察せずに治療の指示を行うことも珍しくなかった。患者を実際にみることなく、書状のやりとりだけで医療上の助言をすることもあった。

対照的に、外科医は伝統的に徒弟制度のようなものがあり、実技の訓練を積んでいた。ただし、指導者の力量に左右されるところが大きかった。外科は実践的な仕事であり、指示をあおぎ手本を見ながら学んでいくものだった。一九世紀の初頭、外科医の多くは大学に行かず、文字が読めない者さえいた。外科医のもとには、薬の調合を行う薬剤師がいた。原則としては、外科医と薬剤師には明確な分担があった。実際には、外科医のもとで修業した者が薬剤師の役割も担い、その逆に薬剤師が外科医の弟子になることもあった。この慣行から、第四の職種ともいえる「外科薬剤師」が生まれる。現代の一般開業医に似ており、とくにロンドン以外に住む貧しい人たちが最初に頼っていく医者だった。

断片的に行われていた教育を統一すべきだという声がイギリス国内で広く起こったこともきっかけとなり、一八一五年になって医学界で系統立った教育を始めることになった。この改革により、ロンドンで外科を学ぶ学生は、最低六か月、講義に出席し病棟で実習を行いそののち、教授により組織される王立外科医師会から免許を授与されることになった。ロンドン市内に教育病院が次々誕生した。一八二一年に初めての教育病院がチャリング・クロスに創設され、ついで一八三四年にユニヴァーシティ・カレッジ病院、一八三九年にキングズ・カレッジ病院が開設された。さらに研鑽《けんさん》を積み王立外科医師会の会員になるには、最低六年の専門的な研究を行い（三年間の病院での研究を含む）、六件以上の症例について報告書を提出し、二日間にわたる過酷な試験を受けなければならなかった。試験では、死体を使って解剖と手術の実演を求められることもあった。

こうして、ろくに訓練を受けていない技師だった外科医は、一九世紀初めの数十年のあいだに近代的な専門職へと進化する。ロンドンに新しく開設された教育病院の指導者だったロバート・リストンは、この変革のただなかにいた。

リストンは身長一八八センチと、平均的なイギリス人男性より二〇センチほど高かった。[13]力の強さとスピードには定評があったが、どちらも当時、患者の命を救うためきわめて重要だった。手術の見物人が一瞬でもよそ見をしようものなら、そのあいだに手術が終わってしまうだろう。リストンの切断手術を、同僚は「メスの刃がきらめいたと思うと、次の瞬間には切断の音が聞こえてくるので、ふたつの動作が同時に起こっているようだった」と評した。[14]リストンは左手の力が強く、左手を止血帯のように使いながら、右手でメスを動かした。これは、たいへんな力と器用さを要する離れ業だ。なにしろ、外科医の手の下では患者が恐怖と苦痛でもがいているのだから。リストンは、三〇秒足らずで脚を切断することができた。手術中に両手を自由に使えるようにするため、血のついたメスを口ではさむこともよくあった。

リストンのスピードは、患者にとって恩恵であったが、災いにもなった。あるとき、誤って脚と一緒に睾丸《こうがん》を切断してしまった。もっとも有名な悲劇は（少々怪しげな話ではあるが）、手術を急ぐあまり、助手の指を三本切り、さらに刃をつけかえようとして見物人の上着を切ってしまったというものだ。助手と患者はのちに壊疽《えそ》で死亡し、不運な見物人は、恐怖のあまりその場でこと切れた。歴史上唯一、死亡率三〇〇パーセントという手術になった。

いずれにせよ、麻酔ができるまで、痛みとショックによる危険は外科治療のネックになっていた。一八世紀の外科の記録に次のようなことが述べてある。「痛みをともなう手術は、最後の手段として、その技能に長《た》けた者の手にゆだねられた。手術しかできない者にとって、それがまず行う方法であり、唯一の方法でもあった」[15]。メスの下に身をゆだねるほど切羽つまった患者には、想像を絶する苦痛が待っていた。

手術室の出来事は、見学している医学生にもトラウマになった[16]。スコットランドの産科医ジェイムズ・Y・シンプソン（内科医・外科医でもある）はエディンバラ大学で勉強していたとき、乳房切除の現場から逃げ出した。外科医が乳房の周囲に大きな切開を二か所入れ、鉤爪《かぎつめ》のような器具で柔らかい組織を掻《か》き出そうとしている。それを見るのは耐えられなかったのだ。シンプソンは、人をかきわけ手術室を出ると、病院の門から走るようにしてパーラメント・スクエアにたどり着き、息をきらしながら、これからは法律を勉強すると宣言した。後世にとって幸いなことに、シンプソンは周囲の説得で進路変更を思いとどまり、その後クロロホルムを発見する。

リストンは、手術台にいる患者に待ち受けていることをすべて認識していたが、患者の神経を鎮めるため、手術の恐怖を控えめに伝えることがよくあった。エーテル実験の数か月まえ、ヘンリー・ペースという一二歳の子どもの患者に、結核菌の感染で膝が腫れあがっていた右脚の切断手術を行うことになった。少年に手術は痛いかと聞かれ、「歯を抜くときと同じくらいかな」と答えた。[17] いよいよ脚を切断するというときが来て、ペース少年は目隠しをされ手術室に運び込まれ、リストンの助手に押さえつけられた。ノコギリが六回振り下ろされるのを数えると脚が切り落とされていた。六〇年後、ペースはこのときの体験をＵＣＬの医学生たちに語ることになった。[18] 脚を切り落とされたその病院に入り腰をおろしたとたん、恐怖が鮮明によみがえってきたのだった。

リストンは、麻酔がない時代に手術をした多くの外科医と同じく、血が飛び散る手術台に縛りつけられ叫び声をあげ嫌がる患者たちに対し、冷徹に向き合う術を身につけていた。あるとき、膀胱結石を除去するためリストンのところにきた患者は、手術が始まるまえ恐怖のあまり手術室を飛び出し、洗面所に鍵をかけ閉じこもった。すぐにリストンがやってきてドアをこわし、泣き叫ぶ患者を引きずって手術室に連れ戻した。患者をしっかり縛りつけると、カーブした金属の管を患者の陰茎の尿道口から膀胱に通した。続いて肛門から直腸に指を入れ結石を探る。結石の位置が確認できると、助手が金属の管を取り除き、木でできた棒状の器具に取り換えた。膀胱に深い切開を入れるとき患者の腸を傷つけないようにするためだ。腸菅が破裂すると死に至る。木の器具が正しい位置に入ると、器具があるところまで、陰嚢《いんのう》の繊維筋を対角線に切った。次にプローベ（探針）を挿入し、挿入口を広げながら前立腺を切開する。ここで木の器具を抜き、鉗子《かんし》を使って膀胱から結石を取り出した。

リストンは、ロンドンのウエストエンドでメスさばきがもっとも速いと伝えられており、この処置をわずか一分足らずで行った。

クリスマスを数日後に控えたこの日、リストンは、ユニヴァーシティ・カレッジ病院の新しい手術室で、集まってきた人たちのまえに立っていた。古参の外科医が、透明な液体エーテルが入った瓶を手にしていた。これがあれば、外科手術にスピードが必要なくなるかもしれない。エーテルがアメリカ人の主張どおりのものならば、手術は永遠に変わるだろう。だがリストンは、エーテルもいかさまのひとつで、手術にはほとんど役に立たないのではないかという思いを拭い去ることができなかった。

手術室では緊張が高まっていた。リストンが登場する一五分前、同僚のウィリアム・スクワイアは、詰めかけた見物人のほうを向き、志願して実験台になってみようと思う人がいないか聞いた。不安そうなざわめきが部屋中に広がる。スクワイアが手にしているのは、アラブの水パイプのような器具で、ガラス瓶にゴムの管と釣り鐘型のマスクがついている。ロンドンで薬剤師をしているスクワイアの叔父が作ったもので、二日前に歯科医のジェイムズ・ロビンソンが抜歯で使ったばかりだった。見物人たちにはなじみがない。試してみようとする者はいなかった。

スクワイアはいらだち、手術室の用務員のシェルドレークに実験台になるよう命じた。シェルドレークはよい選択ではなかった。「太っていて多血質、見るからに肝臓が強い酒に慣らされていた」[19]からだ。スクワイアは、シェルドレークの肉づきのよい顔にそっと器具をあてがった。シェルドレークは二、三回深呼吸してエーテルを吸い込んだが、手術台から飛び下り、声を張り上げて外科医と見物人をののしりながら、走って部屋を出ていったという。

これでもう予行演習はできなくなった。避けられないときがやってきた。

午後二時二五分、ハーレー・ストリート（裕福な開業医が多いといわれる通り）で執事をしている三六歳のフレデリック・チャーチルが、ストレッチャーで運ばれてきた。[20]脛骨《けいこつ》が慢性骨髄炎にかかっており、右膝が細菌による骨の炎症で腫れあがりすさまじい形に曲がっていた。チャーチルは三年前に最初の手術を受けていた。炎症部分を切開しエンドウ豆大からインゲン豆大で「さまざまな形をした膜に覆われた塊」をいくつも除去したという。一八四六年一一月二三日、チャーチルはふたたび病院に戻ってきた。数日後、リストンは膝を切開しプローベを入れた。洗っていない手で骨に触れ骨の位置がずれていないか確かめた。切開部を湯で洗い包帯を巻き患者を休ませるよう指示した。しかし、それから数日間、チャーチルの容態は悪化した。まもなく臀部《でんぶ》からつま先まで鋭い痛みが走るようになった。三週間後、また痛みが襲い、リストンは脚を切断することにした。

　チャーチルはストレッチャーで手術室に運び込まれ、木の台の上に寝かされた。かたわらには二人の助手が立っている。エーテルがきかなかった場合、リストンが脚を切断するあいだ怯《おび》える患者を押さえつけるためだ。リストンが合図をすると、スクワイアが手術台のほうへ進み出て、チャーチルの口にマスクをあてた。数分で患者は意識を失った。スクワイアは、チャーチルが手術中に目をさまさないよう、エーテルをしみこませたハンカチを口元においた。リストンに向かってうなずき、「患者は大丈夫だと思います」と告げる。

　リストンは、細長い箱をあけ、自分で考案した切断用のまっすぐなメスを取り出した。見物人の一人は、リストンがその器具を愛用していることを見てとった。柄の部分に、これまで使用した回数を示す印が刻まれていたからだ。[21] リストンは親指の爪に刃を軽くあて切れ味を確かめた。メスの調子に満足すると、助手のウィリアム・キャッジに「動脈を押さえる」よう指示し、見物人のほうを向いた。

「さあみなさん、時間を計ってみてください」リストンは大声で言った。見物人たちが上着から懐中時計を取り出して蓋をあけると、時計の針が刻む音が広がった。

　リストンは患者のほうに向きなおり、左手で患者の太腿を押さえつけた。すばやくメスを一度入れ、右膝に深い切開をくわえた。すかさず助手の一人が脚に巻いた止血帯を締めあげ出血を止めると、リストンは皮膚の下に指を入れはがした。さらに何度かメスをすばやく動かすと、膝の骨が現れた。そこで一瞬手が止まる。

外科医の多くは、骨が現れるとそこを切断する苦行に気がひるむ。一九世紀の初め、チャールズ・ベルは、ゆっくり慎重に切断するよう学生に忠告した。[22] 切開は器用にこなす者でも手足を切断するとなると怖気《おじけ》づいた。一八二三年、外科医のトマス・オルコックは「ふだん使うナイフとフォークくらいしかまともに扱えない者が、苦しんでいる隣人をいかがわしい手で手術すると思うとぞっとする」[15] と断言した。オルコックは、背筋が凍るような話を覚えている。ある外科医が手術をしているときにノコギリが骨の中にはまって動かなくなってしまった、というものだ。同時代のウィリアム・ギブソンは、こんな悪夢のようなことが起こるのを避けるため、駆け出しの外科医は木を使って練習するよう助言している。[24]

リストンは助手にメスを渡し、かわりにノコギリを受け取った。同じ助手が、筋肉をめくり上げた。あとで患者の脚の切断面を覆い断端《だんたん》を形成するのに使うためだ。有能な外科医がノコギリを六回たたくと脚は切り落とされた。待ち受けていたもう一人の助手が切断された脚を受け止め、すぐに手術台の脇においてあった、おがくずを入れた箱に投げ入れた。

その間に、患者を押さえていた助手が止血帯を一瞬ゆるめると、動脈と静脈が現れた。これを結紮《けっさつ》しなければならない。腿からの切断手術では、通常一一本の血管を結紮する。リストンは大動脈をスクエアノット（男結び）で結紮してから、細い血管に取りかかり、支持鉤《しじこう》と呼ばれる鋭い鉤状の器具を使って血管を一本一本つかんだ。助手がもう一度止血帯をゆるめ、リストンは残った筋肉と皮膚で切断面を覆い縫合した。

リストンがチャーチルの右脚を切断するのにかかった時間は二八秒だった。この間、患者は動きもせず叫び声もあげなかった。記録によれば、数分後に目覚め、手術はいつ始まるのかと尋ねたが、持ち上げられた脚の切断部を見せられたのが答えだった。今しがた見た光景に驚愕していた見物人は大いにわいた。リストンは興奮で顔を紅潮させ宣言した。「紳士のみなさん、ヤンキー・トリックは、軽薄なメスメリズムに勝利しました」

苦痛の時代は終わりに近づいていた。


二日後、エディンバラの外科医ジェイムズ・ミラーは、彼が教える医学生たちに向けてリストンが急いで書いた手紙を読んだ。「外科の世界に新しい光が輝いたことを喜びとともにお伝えします」[25]。一八四七年に入って数か月のあいだ、外科医と好奇心旺盛な有名人たちが、エーテルの奇跡を見ようと手術室を訪れた。現在パキスタンの一州になっている地方に派遣されていたチャールズ・ネイピア総督、ナポレオン一世の末弟モンフォール公ジェローム・ボナパルトらが、自分の目でエーテルの効果を確かめようとやってきた。

「エーテル麻酔（etherization）」という言葉が生まれ、手術でエーテルを使うことが国中の新聞で称賛された。その威力を伝えるニュースが広がった。『エクセター・フライイング・ポスト』紙は「医学の歴史のなかで、エーテルの偉業にまさるものはない」と称えた[26]。リストンの成功は、ロンドンの『ピープルズ・ジャーナル』誌でも絶賛された。「すべての人の心にどれほどの喜びがもたらされたことか。(略)痛みの感覚をなくし手術の恐怖を目と記憶から消し去る偉大な力が発見された、という。(略)ついに我々は苦痛を克服したのだ!」[27]

リストンがエーテルで勝利をおさめた日、同じくらい重要な出来事があった。その場にジョゼフ・リスターという青年がいたことだ。手術室の後方でひとり静かに座っていた。この熱心な医学生は、あざやかな実演に目を奪われ魅了され、手術室からガワー・ストリート(UCLがある通り)に出たとき、自分が目ざしていた仕事がすっかり変わったことを悟った。外科の学生のウィリアム・ワイルドは、麻酔なしで行った眼球摘出手術を気がすすまないまま見学し「恐ろしくて気が滅入る光景を見た」[28]と言ったが、自分も仲間の学生ももうそんなものを見ることはないだろう。ジョン・フリント・サウスは、外科医に切られる患者の叫び声に耐えられなくなるといつもその場を逃げ出していたが、そんな思いもしなくてすむ。[29]

しかしリスターは、すばらしい勝利とこのような職業を選択したことを祝福して握手を交わす人たちをかきわけながら、痛みは外科手術の障害のひとつにすぎないと強く認識していた。

何千年にもわたり、感染の脅威がたえずのしかかっていたことで、外科の可能性がせばめられていた。たとえば、感染ゆえに腹部への侵襲はほとんどの場合致命的な結果をもたらす。胸部も手がつけられなかった。おおまかにいうと、内科医(physician)は、身体の内部を治療し——だから今でも内科(internal medicine)という——、外科医はその周辺を扱ってきた。裂傷、骨折、皮膚潰瘍《かいよう》、火傷などだ。切断のときだけ、外科のメスが身体の奥深くまで貫く。手術を生きのびることはできても、完全に回復するのは別の話だった。

麻酔の使用は二〇年間で急速に普及したが、外科手術の成績は悪くなった。苦痛を与えずに手術ができるようになったことが自信となり、外科医はこれまでより積極的にメスを手にとるようになったが、術後の感染とショックは大幅に増えた。手術数が増えたため、手術室はこれまでにもまして不衛生になる。感染の原因をまだ把握していなかった医師たちは、器具を洗わないまま複数の患者を次々に手術していた。手術室に運ばれる人が増えるにつれ、きわめて基本的な衛生管理さえ行われないことが多くなった。手術を受けた患者の多くが死亡し、あるいは完全には回復せず残りの人生を病人として送ることを余儀なくされた。いたるところでこうした問題が起きていた。患者たちはみな、「病院」という言葉をますます恐れるようになり、もっとも熟練した外科医でさえ、自らの腕を信用できなくなった。[30]

ロバート・リストンのエーテルの勝利で、リスターは、手術が成功するためのふたつの障害のうち最初のひとつがなくなったのを目のあたりにした。つまり、苦痛のない手術ができるようになったのだ。一二月二一日の午後見たことが刺激になり、深い洞察力をもつジョゼフ・リスターはまもなく、その後の人生をかけて術後の感染の原因と性質を解明しその解決策を見出すための探求に乗り出す。肉切職人の時代の最後を飾った偉大な外科医の陰で、もうひとつの手術の革命が始まろうとしていた。

第一章

顕微鏡

さらに大切な事実を見落とさないようにしよう。科学は、彫刻や絵画、音楽や詩の根底にあるというだけではない。科学そのものが、詩的なのだ。……科学研究にたずさわる者はつねに、研究の対象を詩として表現している。ほかの人たちと同じようにではない。もっと生き生きと。[1]――ハーバート・スペンサー

小さなジョゼフ・リスターは、背伸びして、父親の最新式の複式顕微鏡で接眼レンズをのぞいた。目の前にある顕微鏡は、海岸へ行楽に行く人がポケットに入れて持ち運ぶ折りたたみ式ではなく、はるかに立派なものだ。見た目もよくスマートで、性能もすぐれている。科学の進歩の象徴だ。

リスターは初めて顕微鏡をのぞいたとき、これまで肉眼では見えなかった入りくんだ世界があると知って驚いた。拡大レンズの下にあるものが果てしなく広がっているように見えるので、う

れしくなった。あるとき、海でエビをつかまえてきて、「心臓がとても速く鼓動」し「動脈が波打つ」のを驚嘆しながら見つめた。[2] レンズの下でエビがもがくと、血液が脚の表面を通って心臓の後ろにゆっくり流れるのがわかった。

リスターは、一八二七年四月五日に生まれた。とりたてて言うほどのこともない誕生だったが、六か月が過ぎたころ、母親は喜びにあふれた手紙を夫に送っている。「今日の赤ちゃんは、ことのほかかわいらしかったです」。[3] リスターは、ジョゼフ・ジャクソン・リスターと妻のイザベラのあいだにできた七人の子どもの四番目で、次男だった。両親は熱心なクエーカー教徒だった。

リスターは、成長するあいだに幾度となく顕微鏡でミニチュアの世界を探検した。質素を重んじるのがクエーカー教徒の生活だ。リスターは、狩りやスポーツをしたり劇場に行ったりすることが許されなかった。人生は、神を敬い隣人を助けるために与えられたものであり、つまらない遊びを求めるためにあるのではない。このため、クエーカー教徒は、信仰が許す数少ない娯楽である科学の探求に目を向けることが多かった。クエーカー教徒は、数は多くないが、それでも科学ですぐれた業績をあげた知識人が見つかることが珍しくない。

リスターの父親もその典型だった。一四歳で学校を終えると、ワイン商をしている自分の父の見習いになった。ヴィクトリア朝時代、クエーカー教徒の多くはアルコールを控えていたが、教義で明確に禁じられていたわけではなかった。リスター家は、クエーカー教徒のあいだで禁酒が広まるまえから、何世紀にもわたりワイン商を営んでいた。ジョゼフ・ジャクソンは、父親のワイン業の共同経営者になったが、世界的に有名になったのは、息子のリスターが小さかったころ、光学に関する発見をしたからだ。ジョゼフ・ジャクソンは子どものとき、父親の書斎の窓ガラスに入り込んだ気泡が拡大鏡のようなはたらきをすることを発見し、科学に興味をもつようになった。

一九世紀の初め、大半の顕微鏡は紳士の道楽品だった。ビロードを敷きつめた高価なケースに入って売られていた。木製の箱におさめられているものもあり、箱には付属品用の引き出しがついていて、なかに、予備レンズ、スライドをおく支柱、取り外し部品などが入っていたが、これらはたいてい使われないままだった。製造業者の多くは、動物の骨の切片や魚のウロコ、薄い花びらなどがセットになったプレパラート・スライドを裕福な客に提供していた。この時代、真剣に科学を探求する目的で顕微鏡を買う人はほとんどいなかった。

ジョゼフ・ジャクソン・リスターは例外だった。一八二四年から一八四三年にかけ、顕微鏡に熱中し、顕微鏡の欠陥を修正しようと試みた。異なる波長をもつ光がガラスに入ってくると、屈折角度の違いによって大半のレンズで歪曲が起こる。このため、観察している物体の周囲に紫色の光輪ができる。この現象のせいで、顕微鏡で明らかになった事実を信用しない人が多かった。ジョゼフ・ジャクソンは苦心のすえこの欠陥を修正し、一八三〇年、邪魔になる光輪が出ないようにした色消しレンズを披露した。家業にたずさわるかたわら時間を見つけ自分でレンズを研磨し、ロンドンの有力な顕微鏡製造業者に、レンズの製造に必要な計算式を教えた。こうした業績によって一八三二年、王立協会のフェローに選ばれる。

リスターが子ども時代をすごした邸宅の二階の一室は「博物館」で、家族が何年ものあいだに集めたおびただしい数の化石や標本でいっぱいだった。[4] リスターの父親は、自分が朝の着がえをするあいだ本を読んで聞かせてくれと、子どもたちに言い渡していた。図書室には、宗教と科学に関する本がそろえられていた。ジョゼフ・ジャクソンが幼い息子に贈ったものに、四巻からなる本がある。『家族の夕べ――子どものためにあけたおはなしの箱 [*Evenings at Home; or, The Juvenile Budget Opened*]』で、寓話やおとぎ話、自然科学についての読み物が入った短編集だった。

リスターは、同時代の子どもが成長するあいだに経験するいくつもの危険な治療を受けずにすんだが、それは父親が「自然治癒力」(ラテン語で vis medicatrix naturae と呼ばれる)を信じていたからだった。多くのクエーカー教徒と同じく、ジョゼフ・ジャクソンは治療というものに価値を認めず、治癒の過程には自然の摂理が何より重要な役割を果たすのだという考えを強くもっていた。身体に異物を入れることは不必要であり、明らかに命を危険にさらすこともあると信じていた。医薬品の多くにヘロイン、コカイン、アヘンなどのきわめて有害な薬物が含まれていた時代にあって、ジョゼフ・ジャクソンの考えが的外れだとはいえなかった。

家族が大切にしていた信条に鑑みれば、リスター青年が外科医になりたいと告げたのは、家族のだれにとっても驚きだった。神の手が創造した人間の身体に介入する仕事だからだ。遠縁に医師が一人いたが、それ以外親戚に医師はいなかった。しかも外科医とあっては、クエーカー教徒でなくても、社会的イメージが悪かった。だいたいにおいて外科医は、こんにちでいうと鍵職人か配管工のように手作業を行う肉体労働者だと考えられていた。外科医があまり裕福でなかったことが、その地位の低さを何より如実に物語っている。一八四八年以前は、大きな病院には決まった給料が払われる外科医はおらず、個人で開業している外科医の稼ぎは（ひと握りの有名な医師をのぞき）ごくわずかだった。[5]

少年だったリスターは、医学の道に進むことによってのちの社会的、経済的地位に大きな影響があるとは、考えもしなかった。リスターが一四歳だった一八四一年の夏、家業のワインの仕事で家をあけていた父に手紙を送っている。「ママが家にいなくて、ぼくは一人ですることがなかったので、骸骨の絵を描いていました」。リスターはクロテンの毛でできた絵筆をねだった。「もうひとつ人間の絵を描いて残りの筋肉を描き入れたいのです[6]」。リスターは、頭蓋骨と手の骨を、前から見た図と後ろから見た図に描き、そのひとつひとつに名前を示していた。リスター少年は父親に似て、絵を描くのがひじょうに上手だった。この技能のおかげで、のちに医師として観察した結果を驚くほど精緻に記録することになる。

リスターは一八四一年のその夏、ヒツジの頭部にも夢中になり、同じ手紙で書いている。「肉はあらかたはぎとり、脳みそも全部取り出せたと思います。……それから、肉をつけこむ樽《たる》に頭を入れました[7]」。頭蓋骨に残った組織を柔らかくするためだ。そのあと、姉のキャビネットの引き出しからこっそりくすねてきた木片の上にカエルをはりつけ、解剖して骨格をスケッチした。父に

「(カエルは)今にも飛び跳ねそうです」とうれしそうに書き、いたずらっぽくつけくわえた。「メアリーに木のブロックをとったって言わないでくださいね」[8]

ジョゼフ・ジャクソン・リスターが医療専門職にどんな懸念を抱いていたにせよ、息子がまもなくその仲間に入ることは明白だった。

リスターは、一七歳でロンドン大学ユニヴァーシティ・カレッジ(UCL)で勉強を始めたとき、子ども時代の生活とはまったく違うことに気づいた。生まれ育ったアプトンの村には一万二七三八人しか住んでいなかった。[9] ロンドンからわずか一六キロしか離れていないものの、当時はぬかるんだ道についた轍《わだち》をたどり馬車に揺られていくしかなかった。東洋風の橋がかかった小川がリスター家の庭園に流れ込んでおり、庭にはリンゴ、ブナ、ニレ、クリなどの木が植わっていた。リスターの父は次のように書いている。「庭に向かって折りたたみ窓を開ける。ほどよい暖かさ、そして静けさ。鳥のさえずりと虫の羽音が聞こえる。明るい芝生とリュウゼツラン、もっと濃い色のヒマラヤスギが広がり、頭上では空がさまざまな色合いをみせている」[10]

アプトン・ハウスの緑あふれる庭園のあざやかな色彩に比べると、ロンドンは灰色のパレットのなかに封じ込められた街だった。美術評論家のジョン・ラスキンは「発酵したれんが造りの建物が不気味に連なり、その隙間という隙間から毒がまき散らされている」と描写している。[11] 家々の外にはつねにゴミが積んであり、ドアがない家もあった。冬のあいだ、貧しい人々がドアを薪にして暖炉にくべるからだ。道路は、毎日音をたてて通っていく辻馬車や乗合馬車などのウマが落とす糞《ふん》で汚れていた。建物から人々まで何もかもが、煤《すす》で何重にも覆われていた。

一九世紀の一〇〇年間にロンドンの住民は急速に増え、一〇〇万人だった人口が六〇〇万人を超えるまでになった。裕福な人たちは緑の多い田園を求めてロンドンから出ていき、あとに残された邸宅はじきに庶民たちに占拠され荒らされていった。ひとつの部屋にあらゆる年齢の人々が三〇人以上入り、汚れた毛布にくるまって、わらを敷いた部屋に寝起きしそこで排泄《はいせつ》もした。最下層の人たちは、「地下室」に住むことを余儀なくされたが、そこは永遠に陽がさすことはなかった。栄養失調の子どもたちはネズミに顔や指をかじられ、その多くが暗くじめじめして悪臭が立ち込めた環境で死んでいった。

ロンドンの住民に死はひんぱんに訪れた[12]。そのため死体の処理が大きな問題になっていた。教会の墓地は荷馬車で運ばれてくる人の遺体でいっぱいになり、公衆衛生の点から深刻な脅威になる。新しく掘り返した土から骨が突き出ているのも珍しくなかった。墓の中に遺体が次々と積み重ねられていったが、墓といってもたいていは、ただ穴を掘っただけのところに棺桶を重ねていくというものだった。一九世紀の初め、二人の男性が六メートル下の墓穴に落ち、腐乱死体が発するガスで窒息死した、と伝えられている[13]。

墓穴の近くに住む人たちにとって、腐臭は耐え難いものだった[14]。ロンドン東部のクレメンツ・レーンは、教会墓地に面していたが、腐敗物が浸出しあまりに悪臭が強烈なので、住民たちは一年中窓を開けられなかった。エノン教会の日曜学校に出席する子どもたちは、この不快な臭いから逃げられなかった。日曜学校の勉強はハエがぶんぶん飛び回るなかで行われた。一万二〇〇〇体の腐乱死体が詰まっている教会の地下納骨堂からくるハエに違いなかった。

人間の排泄物の処理も遅れていたが、一八四八年に公衆衛生法が成立し、公衆衛生を統括する保健総局が設置され、衛生革命に着手した。それ以前は、ロンドンの通りの多くは事実上蓋のない下水道と化しており、強烈な(そしてときに命にかかわるほどの)メタンガスを放出していた。住宅環境が劣悪な地域では、「背中合わせ」と呼ばれる長屋が並び、そのあいだには一メートルから一・五メートルくらいの細い路地があるだけだった。その真ん中には屎尿《しにょう》であふれんばかりになった溝が通っていた。一八二四年から一八四四年にかけトイレの設置が進んだが、あまり効果はなかった。トイレを設置すると、市街地の建物の所有者は人夫を雇い、いっぱいになった汚水槽から屎尿《しにょう》――「夜の汚れ」と呼ばれていた――を取り除かなければならなかった。「骨加工人」「宝さがし屋」「どぶさらい屋」などの闇軍団が生まれ、街の地下を流れる人間の排泄物から儲けになるものを探しだした。[15] こうしたスカベンジャー(ごみあさり)たちを現代作家のスティーヴン・ジョンソンは史上初のリサイクル業者と呼んだが、おびただしいゴミ、屎尿、動物の死骸などをあさり、汚物にまみれた「商品」を荷車に積んで市場に運ぶと、なめし皮職人や農夫、商人らが再利用した。

ほかの場所で営まれる仕事も、健康によくない点では同じだった。[16] ロンドンのもっとも人口が密集した地域で、動物の脂肪や皮の溶解、臓物の取り分けなどをする労働者、イヌの皮はぎ、毛皮商などが、悪臭にまみれ仕事をしていた。たとえば、セント・ポール大聖堂から歩いて二、三分のスミスフィールドには、家畜処理場があった。その壁には、腐臭のする血と脂肪がこびりついていた。穴になったところにヒツジが投げ込まれる。するとヒツジの脚が折れ、下で待ち受けていた職人がナイフを使って皮をはぎ解体する。一日の長い仕事が終わると、職人たちはひどく不快な仕事から出る汚れや臭いがついた服を着たまま、貧民街の家に戻るのだった。

危険はあらゆるところに潜んでいた。裕福な人が住む住宅の花柄の壁紙や貴婦人の帽子を飾る作りものの葉に使われる緑色の染料に、命にかかわるかもしれない砒素《ひそ》が含まれていたりする。毎日口にする食べ物から水まで、あらゆるものが有害物質に汚染されていた。リスターがＵＣＬの学生になったころ、ロンドンは自らの汚物のなかで溺れかかっていた。

汚れと排泄物にまみれた首都で、市民は街を改善しようと試みていた。たとえば、リスターが学ぶことになる大学のまわりのブルームズベリー地区では、きれいに洗われた赤ん坊の心地よい香りが漂うようになっていた。人口の流入がたいへんな勢いで増え続けていたため、一八〇〇年ごろ移住してきた者は数十年後、同じ場所だと気づかないくらいだっただろう。若き医者ピーター・マーク・ロジェ――のちにその名を冠した類語辞典（*Roget's Thesaurus*）を編纂する――は、一九世紀の初めにグレート・ラッセル・ストリート四六番地に移り住んだが、自宅のまわりに広がる庭園と「澄んだ」空気について言及している。[17] 一八二〇年代初頭、建築家のロバート・スマークが、ロジェが住んでいた通りに新しく大英博物館を建設する事業に着手した。この威厳のある新古典主義様式の建造物は、完成までに二〇年を要し、その間ブルームズベリー地区には、ハンマーやノコギリやノミのすさまじい音が響きわたり、以前ロジェがあれほど気に入っていた落ち着いた雰囲気は打ち砕かれた。

大学もこうした都市の拡大の一部だった。[18] 一八二五年六月初めの気持ちのよい夜、のちにイギリスの大法官になるヘンリー・ブルームは、改革派の国会議員数人とストランド街のクラウン・アンド・アンカー・タヴァーンに集まった。そこでもち上がった構想が、やがてユニヴァーシティ・カレッジ・ロンドン（UCL）になる。この新しい教育機関には宗教的規定を設けないことになっていた。学生に英国国教会の毎日の礼拝に出席することを義務づけない、イギリスで初めての大学だった。これは、リスターにとってはひじょうに都合がよかった。のちにキングズ・カレッジ（英国国教会の意向を反映した大学として設立された）のライバルたちはUCLの学生を、大学のある通りの名から「ガワー・ストリートの不信心者ども」と呼んだ。

創設者たちは、UCLのカリキュラムは世俗的な創立の基盤と同様、革新的なものにすると決めた。オックスフォードとケンブリッジで教えているような伝統的な科目にくわえ、地理学、建築学、近代史などの新しい科目も特色だった。とくに医学部は、UCL創立の六年後に大学の近くにノーザン・ロンドン病院（のちにユニヴァーシティ・カレッジ病院として知られることになる）が設立されたことが、オックスフォード、ケンブリッジをしのぐ利点になった。

ロンドンに大学を創立するという考えに反対する者も多かった。風刺的な新聞『ジョン・ブル』は、このような騒々しい都市がイギリスの若者を教育する場所としてふさわしいだろうかと疑問を呈した。「ロンドンの道徳と静謐《せいひつ》と健全さが相俟《あいま》って、この首都は若者の教育にもっとも適切な地となっている」とお得意の皮肉たっぷりの口調で書いている。[19] 記事はさらに続けて、もしウェストミンスター寺院近くの悪名高いスラムであるトシル・フィールズに大学ができたら、と仮定して次のように書いている。「群衆があふれる通りで事故にでもあったら、と家族の長から異議が出るのを抑えるため、質素な身なりのきちんとした中年のご婦人がおおぜい集まり、毎朝毎晩、学生の送り迎えをするだろう」。しかし、抗議と不安のなか、UCLの白亜の殿堂が完成し、一八二八年一〇月、学生の受け入れを開始した。

ジョゼフ・リスターが一八四四年に初めて大学に来たとき、UCLはまだ誕生したばかりだった。学部は、人文学、医学、法学の三つだけである。リスターは父の望みどおり、まず人文学の学位をとった。これは、現在のリベラル・アーツに似ていて、歴史、文学、数学、科学などさまざまな講座からなっている。一八四〇年代、外科学に進む学生はこの課程をとらずすぐに医学の学位をとっていたので、リスターがこの課程を経て外科学に進んだのは、異例だった。後年リスターは、幅広い学術的バックグラウンドがあったから、科学理論と医学の実践を結びつけることができたのだと考える。
　リスターは、身長一七八センチで、おおかたの同級生より背が高かった。[20] リスターを知る者は、人目をひく身長と美しい身のこなしをよく口にした。リスターはこの時代の典型的な美形で、鼻筋が通り唇は厚く、ウェーブのかかった茶色い髪をしていた。神経が昂《たかぶ》っているような独特の活力があり、ほかの人と一緒にいると、それがますます顕著に現れた。リスターの伝記を書いた作家の一人でのちに友人にもなったヘクター・チャールズ・キャメロンは、未来の外科医と初めて会ったときのことを覚えている。「応接間に通されると、リスターはたいてい立っていた。リスターは暖炉を背にティーカップをもって立っていた。記憶にあるリスターはたいてい立っていた。（略）何分か座ることがあっても、話題が変わったりすると、立ち上がらずにはいられないようだった」[21]
　リスターの頭は、いつも活発に回っていた。動揺したり困惑したりすると、唇の端が引きつり、子どものころ悩まされた吃音《きつおん》が戻ってきた。こうした内面の不安はあったものの、ハリファックスのスチュワート医師はリスターについて「何とも表現し難い柔らかな物腰で、控えめといってもよいくらいだった」と述べている。[22] ある友人はのちにリスターのことを「自分の思考の世界に生きていた。謙虚で、能力をひけらかさず、でしゃばらない」と評した。[23]
　リスターは、実直な性格だった。育ちゆえにますますそうなったのだろう。彼が育った宗教では、信心深い人間はつねに謹厳なたたずまいでなくてはならないと説き、相手のことをさして「そなた」「貴君」など古めかしい代名詞を使った。リスターは子どものころ、黒いフロックコートとつば広の帽子に囲まれてすごした。一族の男性は、教会の礼拝でさえ、けっして帽子をとることはなかった。女性は、プリーツの入った襟がついた質素な服を着て肩に地味なショールをはおり、「石炭バケツ・ボンネット」と呼ばれる白いモスリンの帽子をかぶった。リスターが大学に入ったとき、宗教とは関係なく地味な色の服を着ていたが、しゃれた服装の同級生のなかにあって、それは身長と同じくらい目立つものだった。

リスターはUCLに入学すると、大学に近いロンドン・ストリート二八番地に下宿を見つけ、八歳年上で同じクエーカー教徒のエドワード・パーマーと一緒に住みはじめた。パーマーは、ロバート・リストンの助手の一人で、近しい者たちは「育ちはよいが外科医という仕事にたいへん情熱を傾けている」と評していた。[24] 二人はすぐに親しくなった。一八四六年一二月二一日にリストンが行った歴史的なエーテル実験にリスターが立ち会えたのは、パーマーの力添えもあった。リスターがそこに居合わせたこと自体、医学の講義に出席するのが初めてではなかったことを示唆している。この道の権威であるリストンが、それまでリスターと面識がなかったとすれば、あの午後同席を許したとは考えられない。事実、リスターは人文学の学位を取得する何か月か前から、すでに解剖学の勉強を始めていた。その学年の最終学期のリスターの帳簿に「メスの研ぎ代と鉗子」の代金が記入されている。さらに、解剖する身体部位に対する対価として「U・L」なる人物に一一シリング支払ったという記録もある。[25] このころのリスターを知る者には、リスターが医学教育を受けたいと熱望していることが明らかだった。

エドワード・パーマーの人格には、リスターのためにならない暗い一面があった。一八四七年に、パーマーとリスターは、アムトヒル・スクエアのなかにあるベッドフォード・プレイス二番地に引っ越し、有名なトマス・ホジキンの甥ジョン・ホジキンがくわわり三人で暮らしはじめた。トマス・ホジキンは、現在その名を冠したひじょうに珍しいリンパ腫に関する初めての記録を残している。ホジキン家とリスター家は、同じ信仰で結ばれており、長年にわたり親しく交際していた。二人の少年は、ロンドン北部のトッテナム地区にある寄宿学校、グローブ・ハウスでともに学んでいた。当時としてはかなり進歩的なカリキュラムで、古典だけでなく数学、自然科学、現代語にも力を入れていた。ホジキンはリスターより五歳年下で、アムトヒル・スクエアの部屋を「陰気」だと言い、二人の同居人は「ずっと大人びていてまじめ」だったので「ここの生活は暗くて楽しみがなかった」としている。[26] ホジキンは、初めてＵＣＬに来たとき、子ども時代の友人のリスターはエドワード・パーマーと親しいようだったが、自分はそれほどパーマーとは親しくなれないだろうと思った。パーマーのことを「風変わりで……独特で……明らかに奇妙だ」と表現している。パーマーはたいへん信仰心が篤《あつ》かったが、ホジキンは、パーマーが風変わりなのは宗教とはとくに関係ないと思っていた。ホジキンが何より気になったのは、リスターが、パーマーの目の届くところで長く生活するにつれ内にこもるようになっていったことだった。講義に出席する以外、勉強以外のことには、次第に興味を失っていくようで、いささか陰気な環境のなかでひたすら勉学に励んでいた。パーマーは、のちに精神の錯乱を起こし精神療養施設で生涯を終えることになるのだが、意欲に燃える外科医の人生によい影響を与えるとは言い難かった。ホジキンは、パーマーが「リスターにとってもあまりふさわしい仲間ではない」と注意した。[27]

リスターもパーマーも、大多数の仲間とずいぶん異なっていた。ＵＣＬの外科講師の一人は、新しく入学する医学生に警告していた。「両親のいるあたたかい家庭を離れはるばる来た若者には罠が待ち受けている。人が多すぎるこの大都会で、目抜き通りや脇道、大通りや狭い路地をさまよってしまうのだ」と。[28]さらに、賭け事、劇場通い、飲酒などの「不道徳な習慣」も非難した。「こういうことは、昔からあるらい病よりも伝染しやすく、ペストが身体をむしばむ以上に精神を崩壊させる」と言い切った（らい病は現在はハンセン病と呼ばれ感染力は弱い）。講師は新入生たちに、このような悪徳に抵抗し、科学の真実を発見せよ、そのために解剖学や生理学や化学を熱心に勉強するように、と強く説いた。

この忠告は的はずれではなかった。

内科医のウィリアム・オーガスタス・ガイによると、当時、「医学生」は「がさつな暴徒や放蕩《ほうとう》者を意味する代名詞」になっていたという。[29]この感覚は、世界共通だった。アメリカのあるジャーナリストは、ニューヨークの医学生について「勝手し放題で、エネルギーがあり余り、夜遊びの癖がついているようだ」と指摘している。[30]立派な教育病院のまわりにある安宿や酒場にたむろする無作法な者たちが多かった。[31]服装はしゃれていて、派手といってもいいほどだったが、シャツだけは汚れが目立っていた。葉巻をくわえ歩きまわっていた。葉巻は嗜好品としてたしなんでいたが、解剖室での実習で衣服にしみついた腐敗臭を隠すための必需品でもあった。学生のふるまいに対する講師の忠告から判断するに、彼らは粗暴で大酒のみで騒々しかった。

もちろん、UCLのだれもが奔放な若者だったわけではない。リスターのように勤勉で熱心な学生もいた。そういう学生は倹約を心がけ、大学周辺の狭い通りのあちこちにある質屋に時計を預け、医療器具を買った。刃物店を訪れる者もいた。そのひとつがJ・H・サビニーで、ストランド街で一八〇〇年に創業したロンドンで初めての医療器具専門業者だった。こうした店では、メス（スカルペル）、切断手術用メス、ノコギリなどを販売しており、イギリスのある新聞によると「これらはひじょうに精巧に作られ、患者の痛みを大幅に軽減し、執刀者の不安と失望を完全に拭い去る」とされた[32]。

外科専攻の学生がそのほかの学生と何より違う点は、手にする器具だった。外科はまだ手仕事だった。技巧であり技術ではなかった。資格を授与されたばかりの外科医の医療器具ケースには、メス、骨用ノコギリ、鉗子、プローベ、鉤状器具、針、糸、ランセット（両刃メス）などが入っていた。このうち最後のものは、ヴィクトリア朝時代は依然として瀉血《しゃけつ》が広く行われていたため、とりわけ重要だった。外科医の多くは、軽微な処置に使う小型の器具ケースを持ち歩いており、たいてい往診で使っていた。

外科医の器具のなかでも、切断手術に使うメスは別格といっていいほど重要だった。一九世紀前半、構造に顕著な変化があった数少ない器具のひとつだ。これは、切断手術の方法が変わったことにもよる。年配の外科医は、環状に切断する術式（輪状切断術）を好んだ[33]。腕または脚の周囲に大きく切開を入れ、皮膚と筋肉をはがし、骨を断ち切る。これには、幅が広く曲がった刃がついた重いメスが必要だった。いっぽう若い世代の医師は、弁状切断術と呼ばれる術式を好んだ。リストンが一八四六年にエーテルで麻酔をしたチャーチルに行ったのが、弁状切断術だ。この術式が一般的になったため、一八二〇年代までに、切断手術用のメスは、まっすぐな刃がついた薄く軽いものになっていた。これは、外科医が患者を「突き刺す」もので、外科医は患者の腕または脚にメスをまず下に向けて押し込み、いったん引き上げてから、こんどは切開した部分の下方からメスを突き立てるようにして切開を入れる。

自分の技法に合わせメスを特別仕様にする外科医もいた。ロバート・リストンは、メスをコートの袖に入れて温めたといわれ、切断手術用のメスを自分で設計した[34]。標準よりかなり大きなもので、刃の長さは三五センチ、幅は三・二センチあった。刃の先端の五センチほどはひじょうに鋭利で、ひと振りで、大腿部の皮膚、筋肉、腱、組織を切断できるよう設計されていた。一八八八年に起こった切り裂きジャックの連続殺人で、犯人が犠牲者の内臓を掻き出すのに「リストンのメス」を使ったのも不思議はない。

リスターが学生だったころ、切断手術用メスなどの器具は細菌のすみかだった。しばしば実用《ファンクション》よりも見た目《ファッション》が優先される。多くの器具は飾りが刻まれビロードのケースにしまわれたが、ケースにはこれまでの手術による血液のしみが付着していた。外科医のウィリアム・ファーガソンは、外科器具の柄は黒檀がよいと提案した。ぬめりがある静脈や動脈の束を切るとき握りやすいからだった。一九世紀、金属の器具の生産が急速に増加したのちも、木、象牙、べっ甲などが引き続き使われた。一八九七年になっても、「器具の柄が黒檀や象牙から金属にかわる日がちかぢか来るとは思われません」とあるカタログに謳《うた》われている。[35]

リスターが初めて手にした医療器具のケースには、新米の外科医が研修を始めるにあたり必要なものがすべてそろっていた。切断に使う骨用のノコギリ、組織の分離に使う鉗子、銃弾など異物を見つけだすためのプローベなどだ。リスターがＵＣＬに携えていった器具のなかに、ほとんどの学生がもっていないものがあった。顕微鏡だった。リスターは父の指導のもと顕微鏡の扱いに熟練し、科学機器の力を信じるようになっていた。

リスターの指導教官の多くはまだ、顕微鏡は外科の勉強に不要なばかりか、医学の秩序そのものに対する脅威であると考えていた。ジョゼフ・ジャクソンによる色消しレンズのような改良があっても、顕微鏡は医学界から疑いの目で見られており、医学にたずさわる者の多くは顕微鏡を効果的に扱う技術を持ち合わせておらず訓練も受けていなかった。顕微鏡でどんな新しい世界が発見できるのか。もちろん、問題にしている徴候や症状は裸眼でもわかる。顕微鏡で何かわかったからといって、患者への有効な治療につながるのだろうか。治療や手術に応用できる明白な利点がないなら顕微鏡を使うのは時間のむだだ、とほとんどの人が判断していた。

とはいえ、イギリスの医師たちにとって、顕微鏡によってヨーロッパ大陸で病理学が顕著に発達した事実を否定するのも難しかった。とくにフランスでは、科学機器の助けにより驚異的な勢いで新しい発見が行われていた。これはフランス革命の前後にパリで大規模な病院が次々に設立されたためでもある。一七八八年までに、パリ市内の四八のさまざまな病院に合わせて二万〇三四一人の患者が入院していた。[36]これほどの数の患者を受け入れている都市はそれまで世界のどこにもなかった。これらの患者はかなりの割合で病のため死んでいった。その多くは貧しかったため遺体の引き取り手がおらず、解剖学者の手にわたった。[37]たとえば、マリー・フランソワ・グザビエ・ビシャ（フランスの解剖学者・生理学者）は、一八〇一年から一八〇二年にかけての冬に少なくとも六〇〇体を解剖したといわれている。

ビシャは研究の結果、体内に病巣というものがあり、その特定の組織が損なわれて病気になるのだと結論づけた。これは、病気は臓器全体あるいは身体全体を攻撃するという当時広く信じられていた説と異なるほうへ向かうものだった。特筆すべきは、結合組織、筋組織、神経組織など、人体の二一の膜組織に名前をつけ説明していることだ。ビシャは一八〇二年に、自分の病院の階段から落ちる不慮の事故で死去した。

一九世紀の初め、フランスの生理学者は顕微鏡を使うことが多くなった。[38]内科医のピエール・レイエは、歴史上初めて尿の顕微鏡観察と化学分析を行った。生理学者で薬理学者のフランソワ・マガンディは、生理学の授業で顕微鏡を教育機材として使い、内科医のガブリエル・アンドラルとジュール・ガヴァレは、顕微鏡で血液の分析を始めた。リスターが医学部に入るころには、パリの内科医には、皮膚、血液、腎臓、泌尿生殖器系の病気の診断にまで顕微鏡を使う者までいた。

いっぽうイングランドでは、顕微鏡を使った病理解剖学の利点について激しい議論が巻き起こっていた。そのなかにあって、リスターはやはり父の子だった。この複雑な器具の機能について、ＵＣＬの大半の教授より的確に把握していた。父親に宛てた手紙で光学機器の講義に出席したときのことについて、つづっている。「［講師が］父上の手による器具の向上について話していました。顕微鏡による性能と観察の革命的な進歩はすべて父上の功績によるものだと明言しました。また、こうした進歩は、実験と観察による成果を顕微鏡の設計に活用したたいへん好ましい例だとも述べました。そして父上の実験がひじょうに巧みに実施されたとも[39]」

それでも、リスターは講義に完全には満足していなかった。失望したのは、講師が学生に向かって、顕微鏡に引き続き改良が必要なあいだは、顕微鏡を使った実験結果には不備があると思われるので、医学への活用は疑問視すべきだと批判的な結論を示したことだった。リスターは不満で、父に「講義にはいささかがっかりしました。ほかの学生もだと思います」とこぼした。

しかし、リスターはそう簡単にはひるまなかった。ＵＣＬのウォートン・ジョーンズ教授からヒトの虹彩《こうさい》の新しい標本をもらうと、筋の構造を顕微鏡で観察することに関心を向けた。そして、水晶体と虹彩に色素顆粒があることに気づいた。続いて、毛嚢《もうのう》（毛根を包んでいる皮膚組織）の筋組織に興味がわき、顕微鏡ではっきりと観察できるよう薄く垂直に切開する方法を新しく考案した。「［頭皮］

片を二枚の薄いモミの木片のあいだに押しつけ、よく切れる刃で木と頭皮を一緒に薄く削り取る。するとちょうどよい薄い切片が得られる」と述べている。[40] リスターは、これらの実験をもとに『顕微鏡学季刊誌』に二本の論文を発表した。外科医としての業績を積んでいくなかで、顕微鏡を使った数多くの研究の最初のものとなった。

何年ものちになって、リスターの指導教官は、一八五一年にユニヴァーシティ・カレッジ病院で一緒に仕事をしたとき「リスターは内気で打ち解けず、知人という関係以上にはならなかった」とし、リスターについて多くは語らなかった。[41] とはいうものの、リスターがほかの学生と明らかに違っていた点を覚えていた。「大学のだれよりもよい顕微鏡をもっていた」という。まさにこの器具によって、リスターは、何世紀にもわたってこの職業につく人々を悩ませてきた医学の謎をひもといたのだった。

第二章　死の館

何とすばらしいことだろう。部屋で静かに腰をおろし、手のこんだこの傑作を子細に分析する。それぞれの部分を正確な名前で呼び、その正確な場所と機能を知り、重なりあっている多くの臓器に思いをはせる。実に多様な作用があり、それぞれが偉大な連合体のなかで割り当てられた仕事を遂行している。[1]　——D・ヘイズ・アグニュー

部屋の後方で、解剖台の上に横たえられた遺体をガス灯の光が照らしていた。死体はすでに原型がわからないほど切り刻まれていた。腹部は熱心な学生のメスで切りつけられ、そのあとで腐りかけた内臓が血まみれの穴にぞんざいに戻される。頭蓋骨の上部は外され、死体となった持ち主のそばにある台の上に鎮座している。脳は何日も前から腐敗が始まり灰色のペースト状になっていた。

リスターは、医学の勉強を始めたころ、ＵＣＬでこうした場面に向きあっていた。薄汚い解剖

室は中央を通る通路で分けられ、両側に木の解剖台が五台ずつおかれていた。遺体は切開された頭部が台の端からぶら下がった状態でおかれており、その下に血がたまり固まっていた。[2] 床にはおがくずが厚く敷かれていたので、死の館に足を踏み入れると不気味なほど静かだった。「自分の足音さえも聞こえない（略）。ロンドンに特有の、人々や馬車が通りを行きかう鈍い陰鬱な音が、屋根の通風孔から聞こえるだけだった」と、仲間の学生が書き記している。[3]

一八四七年当時、UCLとその付属病院はまだ比較的新しかったが、解剖室は、もっと古い施設にあるものと同じく陰惨だった。ありとあらゆる恐ろしい光景と音と臭いが潜んでいた。リスターが死体の腹部を切開すると、死体の奥まった部分は、消化されずに残った食物と糞便がねっとりしたスープのようになっており、鼻腔《びくう》の内部に浸透した強烈な腐敗臭が、その場を離れてもかなり長いあいだ消えなかった。さらに悪いことに、解剖室の端に暖炉があるため、解剖実習が行われる冬のあいだ、耐え難いほど空気がよどんでいた。

現在と違って、学生は勉強しているあいだじゅう死体から離れることはできず、しばしば解剖する死体とともに暮らすことになった。解剖学教室のすぐ隣で住み込みをしない学生も、おぞましい作業の残骸を身にまとっていた。解剖室で手袋や防護服などは着用しなかったからである。授業が終わったあと、肉や内臓や脳の断片を衣服につけている学生を見かけるのは珍しくなかった。

遺体は、死の館に足を踏み入れる者の勇気と冷静さを試すものだった。[4] もっとも熟練した解剖者でさえ、脈が速くなるような事態に出くわすことがあった。著名な婦人科医で外科医のジェイムズ・マリオン・シムズは、学生時代の恐ろしい出来事を覚えている。ある夜、指導教官がろうそくの灯りで解剖の準備をしているとき、死体のまわりに巻かれ解剖台の頭のほうで天井から死体をつるしていた鎖を誤って押し、鎖がゆるんでしまった。死体は「脚の重みに引きずられ立った姿勢で床に落ちかけ、振り上げられた腕が指導教官に覆いかぶさった」。それと同時に、死体の胸のあたりにおいてあったろうそくが落ちてかき消され、部屋がまっくらになった。指導教官が落ち着いて死体の腕の下に手を入れ抱きとめて解剖台に戻したのを見て、シムズは驚愕した。自分なら死体が重力にまかせ落ちるままにしていただろう、と述懐する。

　慣れない人間にとって、解剖室は目覚めたまま見る悪夢だった。フランスの作曲家で当初医学を学んでいたエクトル・ベルリオーズは、初めて解剖室に入ったとき、窓から飛び出し家まで走って帰った。のちに「死神が率いる恐ろしい一団が足元まで迫っているようだった」とふり返る。[5]「散らばった手足、うすら笑いを浮かべた顔、穴が大きくあいた頭蓋骨。足元には血がたまり、部屋には胸が悪くなる悪臭が充満している」といった光景を見て激しい嫌悪感を覚えた。最悪だったのは、血がにじむ椎骨《ついこつ》をネズミがかじり、スポンジ状の肺組織の断片をすずめの群れがついばんでいることだった。この仕事はだれにでもできるものではなかった。

　だが、学位をとろうと勉学を続ける者は、解剖室を避けて通るわけにはいかない。大部分の学生は、解剖の授業が始まると、嫌悪感を抱いたりせず、遺体を切り刻む機会をしっかりと受け止めた。リスターも例外ではなかった。これは、何世紀も続いた理性と迷信の戦いだった。いまだ続く科学の闇に光をあてるチャンスなのだ。医学を職業にする者のあいだで、解剖学者はしばしば、半世紀前にはほとんど知られていなかった科学の領域に果敢に踏み込む探検家として称えられた。[6]この時代のある人が、解剖学者は「死んだ人の身体をこじ開け、生きている人の役にたつ秘密を明らかにする」と書いている。[7]解剖は、医学界の仲間として迎えられるための通過儀礼だった。[8]

次第に、学生たちは目の前にある遺体を人でなく物として見るようになる。自分自身から感情を切り離す能力は、医学にたずさわる者に特有の思考習慣になった。チャールズ・ディケンズは『ピクウィック・ペーパーズ』で、凍えそうなクリスマスの朝、医学生二人が、フィクションではあるがいかにもありそうな会話をするところを描いている。「脚は終わったか」。ベンジャミン・アレンが尋ねると、友人のボブ・ソーヤーは「だいたい終わった。子どもにしては筋肉が発達していて……解剖ほど食欲をそそられるものはないね」と答えた。[9]

こんにちであれば、こういうあからさまな冷淡さを軽蔑し、医療関係者の無関心な態度だというだろうが、リスターの時代には非情になることが必要だった。[10]フランスの解剖学者のジョゼフ＝ギシャール・デュベルニーは、死体について「観察し訓練を積んだ」結果、「ばかげたやさしさはなくなった。患者が泣き叫ぶのを聞いてもまったく取り乱さないでいられる」と述べている。[11]これは医学教育の副産物というだけではない。これこそが目的だった。

医学生は鈍感になるにつれ、無作法にもなり、一般市民から恐がられるほどだった。リスターが医学部に入ったころは、死の館で悪ふざけをするのが普通で、それがこの職業の特徴になっていた。『ハーパーズ新月刊誌』（現在の『ハーパーズ・マガジン』）は、解剖室でくり広げられるひどいブラック・ユーモアと死者に対する無関心を非難している。[12] 学生のなかには、良識の境界を完全に越え、割り当てられた死体の腐敗しかけた一部を武器に見立て、切断した腕や足で決闘ごっこをする者がいた。別の学生は解剖室から内臓をこっそり持ち出して別の場所に隠しておき、それを見つけた新米の学生が驚き脅えた。ある外科医は、学生のとき、好奇心から解剖室を訪れていた見物人たちのことを覚えている。外部の見学者はダブルの上着を着ており、おみやげとして、そのあたりにあった死体の一部を後ろポケットに入れられることがよくあった。

軽薄なお遊びばかりではない。死体の切開は、ときに死につながる危険をともなうものでもあった。グラスゴー大学教授のウィリアム・テナント・ゲアドナーは、新入生に向かって怖気づくような言葉を述べている。「私がこの職に任命されてから、偉大な死神に人生の分け前を払わずにすんだ日は一日たりともない。死神はいつでも収穫の準備ができている。命を刈りとる鎌は飽くことを知らない[13]」

ハーヴァード大学外科教授のジェイコブ・ビゲロー――のちにウィリアム・T・G・モートンのエーテルを使った手術に立ち会うことになるヘンリー・ジェイコブ・ビゲローの父――は、解剖用メスによる軽い傷や皮膚の切り傷がきわめて有害であることを、未来の医学生に警告している。こうしたいわゆる「ピンで刺したような傷」が、若くして墓場へ行く近道になることもあった。危険はつねにあり、だれよりも経験を積んだ解剖学者にとっても同じだった。死を防ぐため懸命になっている者が死から逃れられないことはよくあった。

生きている人間も危険な病をもつ患者となって医療の前線に立つ者の命を奪うことがあった。医学生と若い医師の死亡率は高かった。[14] 聖バーソロミュー病院では一八四三年から一八五九年にかけて、四一人の若者が医師の資格をとるまえに感染症にかかり亡くなっている。[15] このようにして死に至った者はしばしば、解剖学の進歩のために究極の犠牲になったと称えられた。乗り切った者も、病院で研修医をしているあいだに何らかの病気にかかることが多かった。とにかくこの職業に立ちはだかる困難があまりに大きかったので、外科医のジョン・アバナシーはよく講義の最後にさびしげにつぶやいた。「みなさんに神のご加護がありますように。いったい何が待ち受けていることやら[16]」

まもなく、リスターはこの仕事にまつわる身体的危険を体験する。静かに医学の勉強をしていたとき、手の甲に白い小さな膿疱《のうほう》を見つけた。考えられるのはひとつしかない。天然痘だ。リスターは、この恐ろしい疾病のまぎれもない徴候を熟知していた。兄のジョンが数年前に天然痘にかかったからだ。天然痘にかかると約三分の一は死亡する。死を免れた者の多くは、醜い痕が残った。当時の人が、「病気の威力を示す忌まわしい痕」が患者を苛《さいな》み、「赤ん坊は、母親がぞっとするほど別の子のように変わり果て、若い娘の目や頬に婚約者が恐怖を覚えた」と書いている。[17]このため、天然痘は一九世紀にもっとも恐れられた病気のひとつだった。

ジョンは回復したものの、いくらもたたないうちに、天然痘とは関係なく脳腫瘍を発症した。数年にわたって苦しみ、まず視力を失い、続いて足が動かなくなり、ついに一八四六年、二三歳で亡くなる。ジョンの死に、とりわけリスターの父ジョゼフ・ジャクソンは打ちのめされ、顕微鏡への情熱をすっかり失ってしまい、二度と顕微鏡に向かうことはなかった。リスターは、自分が選んだ仕事には明らかに限界があることを初めて目のあたりにした。一八四〇年代に、ジョンの脳腫瘍を手術できる医者は世界中探してもいなかったからだ。

天然痘の発症はまさしく恐怖だったが、リスターの症状は兄と同じように軽かった。短期間で回復し、顔にも手にも痕がまったく残らなかった。しかし、死の危険を感じたことで弱気になり、自分の行く末について多くの疑問が頭のなかを駆けめぐった。そして、これまでにも増して宗教に傾倒した。友人で同じ家に下宿していたジョン・ホジキンは後年、リスターは天然痘から回復したあと宗教のことで心に葛藤を抱えていたと書いている。[18]リスターは大学の勉強に関心を失い、自分にとって真の天職は外科でなくクエーカーの聖職ではないかと思いはじめた。説教師としてなら、ほんとうに意義のあることができるだろう。医学は兄の命を救えなかった。クエーカー教徒が医療従事者より自然の治癒力を信頼するのは正しかったのかもしれない。

一八四七年のある水曜日の夜、リスターの良心の危機は、大学からほど近いグレースチャーチ・ストリートのクエーカーの礼拝所で行われた集会にホジキンと出席したおり、転機を迎えた。ホジキンは、沈黙の祈りの最中に友人が立ち上がり「わたしはあなたとともにいます。あなたを守ります。恐れてはなりません」と声に出して言ったので驚いた。[19] クエーカー教徒の集会で声を出すのを許されているのは聖職者だけだ。リスターは聖書の一節を引用し、自分の運命は、血と臓腑に囲まれた手術室でなく説教壇にあるのだと、(ホジキンも含めた)信徒たちに示したのだった。ただちにジョゼフ・ジャクソンがとりなしに入った。神に仕えることは称賛すべきだろうが、息子にとってクエーカーの聖職者という枠のなかに入ることが最善だとは考えられなかった。医学の勉強を続け病気の人を助けることで神の御心にそうようにと、リスターに強く勧めた。

それでもリスターはますますふさぎこむいっぽうだった。身動きがとれなくなり、一八四八年三月、とつぜんUCLを退学する。このときの精神的落ち込みは、のちの人生でずっとつきまとう抑うつ症の徴候だった。仲間の一人は後年、「深刻な暗雲」がつねにリスターに覆いかぶさり「やることとすべてがうまくいかなかった」と書いている。リスターは「魂の重荷になるほどの責任感」に押しつぶされそうになり、「悲しみの衣をまとい、めったに脱がなかった」という。[20]

時代錯誤と思われるかもしれないが、リスターの甥で伝記作家のリックマン・ジョン・ゴッドリー(脳腫瘍の手術の先駆者)は、「神経衰弱」という言葉でこのころのリスターを表現している。ヴィクトリア朝時代を通じ、医師は精神疾患に、危険な成分を含む調合薬を処方していた。モルヒネ、ストリキニーネ、キニーネ、コデイン、アトロピン、水銀などで、さらに一八〇九年にはロンドンの「薬局方」(医薬品の品質、有効性などを記載した規格基準書)に、砒素まで追加されている。[21] こうした神経強壮剤と呼ばれる薬品は、当時の医学の主流である逆症療法（allopathy——「病気ではない」の意）の信奉者が奨励していた。簡単にいうと、病気を治療する最善の方法は、問題になっている病状と逆の身体症状を作り出すという説だ。たとえば、熱があるなら身体を冷やす。精神に疾患があるなら、患者の摩耗した神経に強靭さと安定感を取り戻さなければならなかった。

ヴィクトリア朝時代の医学では、身体が本来もつ治癒能力を促進することで病を治療する「自然療法」も重要な役割を担っていた。医師たちは、ストレス、過労、精神不安など神経の消耗には、空気や景色を変えるのがよいと固く信じていた。神経衰弱が起こった環境から患者を引き離すことが重要だった。

リスターもその道を選んだ。四月の終わり、ホジキンと旅行に出る。二人はイングランドの南のワイト島に行き、スクラッチェルズ湾に面し一四〇メートル以上の高さの絶壁の上にある古いニードルズ灯台を訪ねた。六月に入るころにはサマセット州のブリストル海峡の海岸沿いにある美しいイルフラクム村に着いた。次に、裕福な商人のトマス・ピムの招待を受けアイルランドを訪れる。ピム家は、ダブリンに近いモンクスタウンの著名なクエーカー教徒で、その町はアイルランドのクエーカー教徒の中心になっていた。ジョゼフ・ジャクソンは、こうした旅が精神状態の回復に役立つとよいと息子に書き送っている。「そなたはたびたび悩み苦しんでいるが、ほんとうのところ、勉強しすぎて病気になったというだけのことだ。……今は、信心深く明るい気持ちを大切にするのがよい。心を解放して、あたりの豊かさや美しさを見て楽しみなさい。自分のことばかり思いわずらってはいけない。当面は物事をいつまでも深刻に考えないほうがよいだろう[22]」

リスターは、一年かけてイギリスと大陸ヨーロッパを旅してまわり、ようやくロンドンに戻った。心に巣くっていた悪霊を克服し、一八四九年、UCLに復学すると、外科学への情熱がふたたび湧いてきた。あいた時間に解剖室の外でも解剖の勉強をするため、骨収集業者や医療器具業者から遺体の一部を入手し、人体の構造をさらに深く理解しようとした。手に入れた遺体の部分は、膀胱、胸部、脊髄の一部がついた頭部などで、一二シリング六ペンス（一ポンド＝二〇シリング、一シリング＝一二ペンス）を払った[23]。その年の一二月、かつて一緒に住んでいたエドワード・パーマーから人間の骨格の模型一式を買いとった。代金は五ポンドで、それから二年かけて支払うことになる。

リスターは医学部で一年を終えると、一八五〇年一〇月にユニヴァーシティ・カレッジ病院で研修医になった。数か月後、医学委員会から、病院の上級外科医ジョン・エリック・エリクセンの外科助手の仕事を打診される。以前リスターは、健康状態が思わしくなかったことからこの職を断っていたのだが、今回は承諾した[24]。

ヴィクトリア朝時代の病院のよいところといえば、その前のジョージ王朝時代（一七一四年～一八三〇年）より「ほんのわずか」進歩があったことだろう[25]。ただし、声高らかに言い切れるものではない。「虫とり主任」という、マットレスからノミを取り除く係のほうが、外科医より稼ぎがよかったのだから。

たしかに、一九世紀前半のロンドンの病院の多くは、増加する人口の需要に応えるため、古い病院が再建されあるいは拡張されたものだった。たとえば、セント・トマス病院では一八一三年に新しい解剖教室と展示室ができ、聖バーソロミュー病院は一八二二年から一八五四年にかけ何度か改築され、収容できる患者数が増えた。同じころ、教育病院が三か所に創設された。一八三四年に開設したユニヴァーシティ・カレッジ病院もそのひとつだった。

こうした変化があったにもかかわらず、あるいはこうした拡張により急に患者たちが次々運び込まれるようになったためというべきか、病院は「死の館」と呼ばれていた。一部の病院では、いずれ必要になるであろう埋葬料を払える患者しか受け入れなかった。[26] また、セント・トマス病院などは、受付係が「不潔」とした患者から倍の料金をとった。産科医のジェイムズ・Y・シンプソンは、一八六九年になっても「病院に行く人より、ワーテルローの戦場の兵士のほうが生きのびる確率が高い」と指摘している。[27]

病院を清潔にしようと形ばかりの取り組みが行われたが、相変わらずほとんどの病院が過密状態で汚れにまみれ、管理は劣悪だった。[28] 病院が感染の温床になっていた。病人や死にゆく人たちはきわめて粗末な病室しかあてがわれず、患者の多くは換気口も清潔な水もない病棟に収容されていた。都市の大きな病院での外科的切開は、感染を引き起こしやすかったため、もっとも緊急なケースに限られていた。多くの病院で人手不足がはなはだしく、病人は治療を受けるまで長いあいだ不潔な状態におかれ衰弱していった。一八二五年、セントジョージ病院を訪れた人が、開放骨折（「複雑骨折」ともいう。折れた骨が皮膚を突き破って外に出ている状態）で療養中の患者の汚れて湿ったシーツにキノコが生えウジ虫がわいているのを見つけた。[29] 患者は、これが標準なのだと思いこの状況に不平を言うことはなかったし、同室の患者もこの不潔さがとりたてて言うほどのことでもないと思っていた。

最悪なのは、病院はつねに尿や便や吐瀉物《としゃぶつ》の臭いが充満していたことだ。外科の病室はいずれも、気分が悪くなるような臭気が立ち込めていた。あまりにもひどかったので、医師はときおりハンカチで鼻を押さえて歩いた。[30] 病院に初めて来る外科の学生がもっとも消耗するのが、人間の感覚の尊厳を傷つけるようなこの臭気だった。

イングランドでゴム手袋を使いはじめた外科医の一人であるバークレー・モイニハンは、自分も含め、同僚たちは手術室に入ると自分の上着を脱ぎ、乾いた血と膿がこびりついて固くなった古い作業着に着替えていたと述懐する。退職したスタッフのもので、後任の者が、名誉の印として誇らしげにまとうのだった――手術のとき身につけるのは、そういうものが多かった。

このような環境のなか、分娩《ぶんべん》で膣壁裂傷を負った産婦は、とくに危険にさらされていた。こういう傷は、医師が移動するたびにまきちらす細菌がやすやすと入り込める開口部なのだ。一八四〇年代には毎年、イングランドとウェールズで約三〇〇〇人の母親が産褥熱《さんじょくねつ》などの細菌感染により死亡した。[31] だいたい分娩二一〇件あたり一人が死亡している計算になる。骨盤膿瘍、出血、腹膜炎で亡くなる女性も多かった。腹膜炎は、細菌が血液によって運ばれ腹膜、つまり腹部の臓器を覆う薄い膜に炎症が起きる危険な状態である。

外科医は患者の苦しみを毎日見ていたので、きまって起こる普通の問題に対処する必要があるとはほとんど考えなかった。たいていの外科医は患者の身体に関心があるのであり、病院の患者全体や統計には注意を払わなかった。病気の原因にはほぼ無関心で、診断、治療、予後に注力した。しかしリスターは、病棟の危険な状態に自分なりの意見をもち、人々がますます危険にさらされている現状に対処するにはどうしたらよいか、考えるようになった。

リスターが若いころ医学生として出会った外科医の多くは、患者を救い病院を改善する可能性について、自らの力ではどうすることもできないという運命論的な考え方をしていた。ユニヴァーシティ・カレッジ病院の上級外科医、ジョン・エリック・エリクセンもそういう医師の一人だった。

エリクセンは、やせていて髪は濃褐色、この時代の特徴である頬ひげを見事にたくわえていた。穏やかな顔に好奇心にあふれた澄んだ目をして、額は丸みをおび鼻は長く、唇がかすかに曲がっている。同僚の多くと違って、手術にはそれほど熟練していなかった。それよりも執筆と教育で名声を確立した。もっとも読まれた著書『外科の科学と技術〔*The Science and Art of Surgery*〕』は、九刷を重ね何十年にもわたりこの分野の重要な教科書だった。[32]ドイツ語、イタリア語、スペイン語に翻訳され、アメリカではひじょうに高い評価を受け、南北戦争中、北軍の軍医に一冊ずつ配布された。

しかし、エリクセンは外科の将来について先まで見通せず、一九世紀半ばまでに外科は一気に限界に近づくと信じていた。頬ひげをたくわえたこの外科医が誤った予言をしたことは、歴史の記憶に残るだろう。「メスで克服できる新しい領域がいつまでもあるとはかぎらない。人間の身体には、けっして侵すことができない聖域、少なくとも外科医が手をつけられない領域があるはずだ。我々がすでに、完全にとはいわないまでも、その境界の最後の地点まできたことは疑問の余地がない。腹部と胸部、それに脳には、賢明で人間的な外科医は永遠に侵入できないだろう」

あたるかどうかわからない予言はさておき、エリクセンは、近年の教育改革によって外科医たちに起こりつつある重大な変容は明確に認識していた。かつて外科医は、腕が確かで体《てい》のいい肉切職人のようなものだったが、今は、幅広い知識に裏づけられた技術をもつ手術者だ。エリクセンは「(外科医は)長いあいだ腕《ハンド》だけが頼りだった。今この職業では腕と同じくらい、いや腕以上に頭《ヘッド》を使う」と述べている[33]。

エリクセンは、この職業につきまとう危険を象徴するようなある不運な出来事をきっかけに、現在の地位まで上った。四年前のこと、前任者のジョン・フィリップス・ポッターが、サーカスの芸人で小人のハーベイ・リーチの遺体を解剖するため解剖室に入ってきた。リーチは、羽のある虫のように舞台上で飛び回ることから「ハエの小人」としてロンドンで多くの人に知られていた。

リーチはしばしば「世界一背が低い男」と呼ばれ、芸をする奇人として有名になった。身長が低いことにくわえ、片方の脚は四六センチで、もういっぽうの脚が六一センチしかなく、歩くと猿のように腕が地面に触れた。この時代の人が、リーチは「胴体と頭だけで、車輪の上に乗って動き回っている」ようだったと記している。[34]

やがてリーチの奇妙な風貌が、アメリカ人の興行師で、バーナム・アンド・ベイリー・サーカスを設立しほら話好きで知られるP・T・バーナムの目にとまる。バーナムは、小人のリーチに動物の毛皮を着せ、そのイラストに「これは何？」と書いたポスターをロンドンの街のあちこちの壁に貼った。バーナムは知らなかったが、リーチはこのころ有名になっていたので、数日のうちにこの謎の「動物」の正体が人々にわかってしまった。[35] 興業のスタートとしては失態だったが、バーナムはサーカスの芸人としてリーチを手元においていた。[36] しかし、リーチは四六歳のときに腰に怪我を負いそこから感染して死亡する。何があっても死後に遺体を傷つけられたくないと人々が思っていた時代にあって、リーチは自分の遺体を解剖に付すよう書き残していたといわれる。オーストラリアの新聞によれば、遺体は「埋葬せず、防腐処理を施《ほどこ》してガラスケースに入れ、著名な外科医のリストン医師に引きわたすこと。リストンは特別な友人だったので」と依頼したという。[37] 別のイギリスの新聞は、リーチが「もっとも親しい友人で仲間のポッター医師に遺体を寄贈した」と書いており、[38] 最終的に解剖を行ったのがポッターであるので、こちらのほうが事実だと思われる。リーチの遺体が回されてきた経緯やリーチの遺志はともかく、一八四七年四月二二日に解剖が行われることになった。

ポッターは、快活で聡明なすぐれた指導者で、その週、ユニヴァーシティ・カレッジ病院の副外科医に任命されたばかりだった。[39] それまで指導者として熱意をこめ懇切丁寧に解剖の実演を行っていたので、教授陣からも学生からも人気があり、リスターもポッターを尊敬していた。ポッターは、リーチの硬直した遺体の解剖を進めながら「大腿部の骨と筋肉がなく、膝関節が腰の位置近くにあるようだ」と気づいた。[40] ポッターによれば、リーチの膝は正常な構造でなく「三角形をしたひじょうに強靱な骨で、膝蓋骨底《しつがいこつ》が上のほうにあり、(略) きわめて強い靱帯《じんたい》で腰部と接合している」という。それゆえ、この有名なサーカス芸人は三メートルも飛び上がることができたのだとポッターは推測した。

ポッターは慎重に遺体の深部まで切開を進め、途中で手を休めては細かい記録をつけた。とつぜんメスをもつ手がすべり、人差し指の関節をメスで刺してしまった。しかし危険な状況に陥ったことに気づかず、解剖を続けた。数日後、この若い医師は、膿血症を発症する。敗血症の一種の全身に膿瘍が広がる病気で、細菌が繁殖したリーチの遺体に触れたからに違いなかった。感染は腕まで広がり、ついには全身が侵された。それから三週間、五人の医師――ロバート・リストンもいた――がポッターの病床に集まり、仙骨部から一・七リットルの膿を排出し、さらに胸部から一・一リットルを排出したが、ポッターはついに亡くなった。公式記録では、ポッターが解剖室に駆け込むまえに朝食をとっていれば、胃の中のものがリーチを解剖したとき体内に入ってきた毒物を吸収し助かったかもしれないと結論づけている。細菌について何も知られていなかった時代、この説明はいかにも妥当に思われたのだった。

ロンドンの広大なケンサル・グリーン墓地で執り行われた葬儀では、ポッターの棺のあとに二〇〇人の参列者が続き、短い生涯ながらもすぐれた業績をあげ将来を嘱望されていた故人を称賛した。『ランセット』は「輝かしい才能と可能性が血にまみれて力尽きるのが、たいへん悲しく残念だ」とその死を悼んだ。[41] しかし、ポッターの悲運はエリクセンにとって幸運となった。ポッターの墓を覆った土がまだ乾かぬうちに、デンマーク生まれのこの外科医が、亡くなった同僚のあとを継ぐことになった。

ふりかえると、一八四七年は病院に勤務する外科医の多くにとって、よい年ではなかった。一二月七日、エーテルを使った歴史的な手術からほぼ一年たった日、偉大な外科医ロバート・リストンが大動脈瘤のため五三歳で急死した。彼の死はユニヴァーシティ・カレッジ病院の医師に大きなショックを与え、多くの医師が、これからつき従う偉大な外科指導者を求めて職を辞した。[42] ポッターとリストンというたいへん敬愛された指導者を失ったことで、ユニヴァーシティ・カレッジ病院で学びたいという学生も少なくなったため、病院の収入も大幅に減った。一八四〇年代の終わりには、病院は三〇〇〇ポンドの負債を抱え、病床数を一三〇から一〇〇に縮小せざるを得なくなった。[43] 外科の患者に割り当てられたのはそのわずか半分だった。

エリクセンは、またたく間に昇進した。一八五〇年に三二歳で主任外科医になったことで、年長の医師のリチャード・クエインは気分を害し、一五年間エリクセンと口をきかなかった。こういう政治的問題が病院にはつねにある。エリクセンには外科助手が三人いたが、そこへリスターが四人目の外科助手としてくわわった。外科助手の仕事は、患者ひとりひとりの病歴の記録、食事計画の作成、死体の検視の補佐などだ。リスターと三人の同僚は、エリクセン配下の病棟外科医、ヘンリー・トンプソンに報告を行う。トンプソンはまだ若くひじょうに変わっていて、のちに「オクターヴのもてなし」でロンドン中に知られるようになる。八時に八人の客を招き八品のコース料理をふるまうのだ（「オクターヴ」は八の意味）。トンプソンは、外科助手を監督し、毎朝エリクソンの患者の診察をした。外科医としての資格をすべて備えており、エリクセンの手術の助手も務めた。リスターら外科助手は、手術の助手はできなかった。

　五人はみな、病院内にある宿舎に住んでいた。リスターにとって、人文学を学んでいるときにエドワード・パーマーの家にいたときの息苦しさを思うと、この変化は健康によかった。人生で初めて、さまざまな教育や宗教の背景をもち、自分とは異なる考え方をする青年たちと交わった。[44]新しい環境で意欲的に勉学に励み、学生が作る団体にメンバーとして積極的にかかわった。神経衰弱のまえから生じていた吃音を治すためもあり、医学クラブに入り、医学研究の手段として顕微鏡を使うことのメリットについてほかの学生と活発に議論した。ホメオパシー(同毒療法)について「科学的見地からまったく支持できない」と先頭にたって激しく非難した。[45]雄弁で影響力があったため、クラブに入会して一年後に、会長に選ばれる。

病院に話を戻すと、リスターがエリクセンの助手として働きはじめていくらもたたないうち、丹毒が流行した。これは急性の皮膚感染症で、皮膚が明るい光沢をもった赤い色になるので「聖アントニウスの業火」とも呼ばれる（聖アントニウスは数々の苦行を経験した聖人）。連鎖球菌属細菌により発症し、数時間で急速に症状が進んで高熱、震えが起こりついには死に至る。当時の外科医の大半は、丹毒はほぼ治らないと考えていた。深刻な影響は、いたるところでみられた。感染力が強いため、フィラデルフィアのブロックリー救貧院（のちのフィラデルフィア総合病院）では、丹毒の感染がピークになると考えられていた一月から三月の期間は手術を停止していたほどだった。

リスターはその状況におおかたの同級生よりなじんでいた。母のイザベラは、リスターが子どものときからくり返し発症する丹毒に悩まされていた[46]（母の健康状態がずっと思わしくなかったことは、リスター自身がのちに心気症のようになった要因だったかもしれない。リスターの神経症は、靴に関する独特の執着にもっともよく表れていて、いつも極端に底が厚い靴を選んでいた。友人の一人は「足が濡れるのを異常なほど恐れていた」からだと推測している[47]。当時の人は足が濡れるのが病気のもとだと信じていた）。

丹毒は一九世紀の病院が抱えていた四つの主な感染症のひとつだった。ほかの三つは、病院壊疽（潰瘍から表皮、筋肉、骨の腐敗に至る）（院内感染から引き起こされた壊疽）、敗血症（血液が中毒症状を起こす）、膿血症（膿がつまった膿瘍ができる）である。これらはいずれも、さまざまな要因、とくに患者の年齢と全般的な健康状態によっては死に至ることがあった。「四大病」にみられる感染と化膿はのちに「ホスピタリズム（施設病）」（病院や施設で長期間いることにより起こる心身の症状）として知られるようになり、医学界では、大規模な都市の病院で患者同士の接触が多くなることにより起こっているという批判が高まった。新しい病院の建設は、急増する人口のニーズに対応するためのものであったが、外科の進歩には妨げになっているのではないかと、多くの医師は考えていた。そもそも入院しなければかかることはなかったであろう感染症のために、多くの患者が亡くなっていたからだ。この時代の人が、医学界は「施設病に変化が起き大改革が行われないかぎり、一般に行われている治療技術の進歩は望めない」と書き記している。[48]

　問題は、感染症がどのようにうつるのかだれにもわかっていないことだった。一八四〇年代まで、いわゆる伝染派と反伝染派による議論が対立しており、そのため有効な公衆衛生政策を打ち立てることができなかった。伝染派は、病気は人から人に伝染する、あるいは疫病が発生した地域から出荷される物品を通じて伝染する、と論じた。ただし、疾病が伝染する媒体については明確にわからなかった。化学物質だという者もいれば微細な「目に見えない弾丸のようなもの」だという者までいた。「微小動物」――微小な生命体をすべて包括する用語として使っている――を通じて伝染が起こる、とする者もいた。伝染派は、疫病を防止し抑制するには、患者の隔離と交易の制限しかないと主張した。伝染説は、天然痘のように膿疱からの体液が感染の媒体だと明らかにわかる場合は妥当だと思われた。しかし、コレラや黄熱病のように直接接触しなくても起こる疾病についてはうまく説明がつかなかった。

これに対し、反伝染派は、不潔で腐った物質から腐敗発生というプロセスが自然に起こり、毒性ガス、あるいは瘴気《しょうき》といった気体を通じて発症する、と考えた（マラリアという病名は、イタリア語のmala［悪い］とaria［空気］に由来する語で、病気が毒性の気体から生じると信じられていたことを示唆している）。反伝染派の考え方は医学界のエリートのあいだで広く受け入れられており、疫病が発生した際に伝染派が主張する厳しい交易制限に反対した。反伝染派の支持者は、この説は根拠がある観察に基づいていると信じていた。人口過密の都市の悲惨な状況を見れば、人口密度の高い地域がしばしば疫病の発生源になっていることはすぐわかる。一八四四年、内科医のニール・アーノットは、反伝染派の議論を総括し、都市部での疾病発生の主な直接的要因は「食物の残りの腐敗物や人体からの排泄物が家の中や周囲に蓄積され、そこから空気中に不純物が蔓延して起こる毒」であると論じた。[49] 反伝染派は、疾病が発生する状況を除去できるよう環境の改善に重点をおいた予防と抑制の計画を提唱した。

多くの医師は、どちらの説も感染症の拡大に関する包括的な説明になっていないと認識していたが、病院に勤務する外科医の多くは反伝染派にくみしていた。[50] 彼らが施設病の原因として指摘したのは、過密な病棟で空気が汚染していることで、この現象をフランスでは「l'intoxication nosocomiale（院内中毒）」と呼んでいた。ユニヴァーシティ・カレッジ病院では、エリクセンがこの説に同意していた。エリクセンは、化膿した傷口からの瘴気によって感染が起こると主張した。大気に毒を含んだ気体が充満するので、これを患者が吸い込んで感染する。またこの瘴気は「季節を問わずどんな環境でも発生し、手術後の患者や負傷者が過密にいる場合は、（略）きわめて毒性が高くなる」と考えていた。[51] エリクセンは、一四人用の病室に化膿した傷がある患者が七人以上いると、病院で起こる四つの主な施設病のいずれかが発生し制御できなくなると推定した。そう考えるのも無理はなかった。

産科医のジェイムズ・Y・シンプソンは、このころのロンドンとエディンバラの大規模な病院と田園地帯の開業医の患者の死亡率を比較し、驚くべき違いを発見した。[52] 一二か月にわたる期間に田園地帯の患者では、二か所を切断した手術二三例のうち死亡例は七件のみだった。この数字は多いと思われるかもしれないが、同時期におけるエディンバラ王立病院の死亡率に比べると低い。同病院では、この期間に二か所の切断手術を行った患者一一人のうち、実に一〇人が亡くなった。さらに細かくみていくと、一九世紀半ばに田園地帯で切断手術を受けた患者の主な死因はショックと衰弱だったが、都市部の病院での主な死因は術後感染だった。多くの医師が、患者の回復力に大病院が及ぼす影響に疑問を抱きはじめた。

ユニヴァーシティ・カレッジ病院は、施設病に対しては迅速に隔離を行う方針をとった。[53] 同病院は、一八五一年一月にリスターがエリクセンのもとで仕事を始めたとき、「ひじょうに健全で院内で丹毒に感染することはほとんどなかった」と『ランセット』に報告されている。しかし、その同じ月、イズリントンの救貧院から脚に壊疽の症状が現れた患者が運びこまれてきたときのことだった。その患者はたまたま丹毒も発症していた。この患者が入院した二時間後にエリクセンは隔離を命じたが、すでに遅かった。惨事が起こった。数時間のあいだに病棟全体に感染が広まり、多くの患者の命を奪った。感染した患者たちが病棟を出て病院の別のエリアに移されてから、感染がようやくおさまったのだった。

こうした犠牲者の多くが、そのあと解剖室に運ばれたのは間違いない。リスターや同僚たちに、病気と死のサイクルが断ち切れないことをあらためて見せつけるようだった。しかも病棟がその中心になっている。死の館の治療が成功するか否かはくじ引きのようなものだった。それでもときには、外科医が主導権を握り思わぬ形で命が救える機会がある。リスターはまもなくその機会にめぐりあう。

第三章

内臓の縫合

私たちは自らに問わなくてはならない。同じ状況におかれたとして、自分が与えようとしている痛みと危険に身をまかせるだろうか。[1]——サー・アストリー・クーパー

一八五一年六月二七日午前一時、ユニヴァーシティ・カレッジ病院の緊急・外来部門の窓辺に、リスターが灯したろうそくの炎がゆれていた。ほかの病棟には、最近ガス灯が天井から吊り下げられたが、病院のこのエリアはまだろうそくの灯りに頼っていた。[2]医療をとりまく環境で、ろうそくはいつも問題になる。灯りは一定でなく、外科医は正確に診察するため、ろうそくを危険なほど患者に近づけなければならなかった。つい最近も、エリクセンの患者が、診察中に熱いろうが首に落ちたと訴えたばかりだった。[3]

リスターはよく、夜勤の静かな時間を利用して症例記録を書いたり、患者の状態を確認したりしていた。だが、その夜は静かでなかった。とつぜん、病院の外の通りが騒がしくなった。リス

ターは窓辺からろうそくをつかんだ。光が建物の奥へと移り、硬材の床に足音が響く。リスターはゆれるろうそくの光ですばやくひとつひとつの部屋を確認しながら正面玄関に向かって大股で歩いていった。ちょうどそのとき、正面玄関のドアが勢いよく開いた。リスターがろうそくを高くかかげると、必死の形相をした警官だった。腕には意識を失った女性が抱えられている。腹部を刺されており、傷口は小さかったものの、身体からぬるぬるした腸がらせん状になって飛び出していた。リスターは、その日の当直のなかでもっとも上席の外科医というだけではなかった。当直にあたっていた唯一の外科医だった。

　リスターはろうそくをおき、仕事にとりかかった。[4]

　リスターが診療する女性は、ジュリア・サリヴァンといった。八人の子どもの母親で、夫がアルコールの勢いで癇癪《かんしゃく》を起こし暴力をふるわれたのだ。ヴィクトリア朝時代のロンドンで家庭内暴力は珍しいことではない。妻を殴るのは国中で行われている気晴らしで、ジュリアのように、女性はしばしば夫の所有物のように扱われた。

　妻や子どもに飽きると売りに出す男たちさえいた。そういう取引の例のひとつとして、「オズボーン氏は、妻のメアリー・オズボーンと子どもを離縁し、妻と子どもに対するすべての権利をウィリアム・サージェント氏に一ポンドで譲渡することに同意する」という証書が残っている。[5]
また、肉屋が妻を「首と腰に縄をかけて棒につなぎ」スミスフィールド市場に引きずっていった、と書いた記者がいた。[6] この夫は「別れたあばら肉」に三ギニーと一クラウンを「喜んで払った」男に妻を売って始末した（ギニーは二一シリングに相当する金貨、クラウンは五シリングに相当する銀貨）。一八〇〇年から一八五〇年にかけて、イングランドでは妻を売った記録が二〇〇件残されている。[7] もちろん、記録されていないケースがさらにある。

一九世紀半ば、被害者の女性に対する法的保護はほとんどなかった。『タイムズ』紙の編集者は、虐待をする夫に治安裁判所判事が下した甘い判決を批判し、「女性に対する残虐行為については婚姻関係を考慮し夫に一定の免責をしたと思われる」と意見を述べている。[8] こういう暴力的な男たちが住む社会は、彼らの虐待に目をつぶっていた。大衆は、男たちが女性や子どもを殴るのは許されるという考え方に慣れてしまっており、こうした行為が事実上認められていたのだ。一八五〇年五月三一日付の『モーニング・クロニクル』紙に次のような記事が掲載されている。

民衆の感覚を多少とも理解している人には、自分の妻や子どもに対して肉体的な暴力をいくらでもふるう権利がある、とする考えが人々に刷り込まれているとすぐわかる。この当然だと思われている権利を妨害する者がいれば、心底驚かれるだろう。自分の妻や子どもではないか？　自分の意志のままにする権利がないというのだろうか？　彼らの理解では、こうした言葉は、比喩として言っているのではない。足に履く靴、手にしたこん棒、荷物を運ぶウマやロバ、そして妻と子ども、すべて同じ意味で「自分のもの」なのだ[9]。

こうした社会に生きていたジュリア・サリヴァンが、五九歳の夫ジェレマイアに、袖の中に隠し持っていた細長い刃のついたナイフで刺され、一時間後にユニヴァーシティ・カレッジ病院にかつぎこまれてきたのだった[10]。

今回の事件が起こる少しまえから、諍《いさか》いの多いこの夫婦のあいだには緊張が高まっていた。夫のアルコール依存症と暴力のため、ジュリアは五週間前に家を出ていた。一八五一年当時、ジュリアに与えられていた数少ない選択肢が、逃げることだった。女性の側から離婚訴訟を起こすには、夫が不貞と暴力の両方をはたらいていることが条件だった（男性が訴訟を起こす場合はこの条件が適用されない）。たとえこの基準が満たされたとしても、離婚にともなう出費は多くの下層階級の女性の資力を超えていた。このような女性はたいてい、自分で生活できる資金がなく、法的に別居が認められても子どもとの接触を禁じられる可能性があった。ジュリアのケースでは、アルコール依存症の夫から日常的に暴力を受けていたが、それだけでは、イギリスの法律では離婚訴訟を起こすことができなかった。

ジュリアは事件の少し前に家を出て、ロンドンのカムデンタウンで年配の未亡人と一緒に住んでいた。そこは、さまざまな労働者階級の貧しい人たちがおおぜい入りまじって暮らしている地域だった。事件の三週間前、地元の人たちはジュリアが暮らしはじめた通りで、サリヴァンが大声で卑猥《ひわい》な言葉を発し殺してやると脅しているのを聞いている。サリヴァンのふるまいは偏執的な妄想によるもので、ジュリアが浮気をしていると思い込んでいた。フランシス・ポルトックという男性がサリヴァンに向かって、ジュリアは出てこないし会いもしない、立ち去るように、ときっぱり言った。裁判所の記録によれば、サリヴァンは怒って興奮し唾をはきかけ、「彼女が家に入れないなら、自分から入ってやる」と騒いだ。

その夜、仕事を終えて家に帰ってきたジュリアは、アパートの外にサリヴァンがいるので驚いた。サリヴァンはジュリアの身体をつかんで一緒に家に戻れと命令し、脅すようなしぐさで自分の袖を指さした。ジュリアは様子がおかしいと思い、何を隠しているのかと聞いた。サリヴァンは鼻で笑った。「はん、お前はばかな女だな。俺が上着の袖に何か隠してお前の命を奪おうってのか。そして俺の魂を悪魔に売るとでも？」

二人の口論が激しくなってきたので、近所に住むブリジット・ブライアンが、文句を言おうと玄関に出てきた。サリヴァンは妻ジュリアに近くのパブまで一緒に来てくれと頼んでいるところだった。ジュリアが拒絶したので、サリヴァンは彼女の背中に手をあて通りに押し出した。ブリジットがジュリアに、ことをおさめるためサリヴァンの求めに応じるよう促し、三人でパブに向かって歩き出した。パブまで来ると、ジュリアがまたもサリヴァンと一緒に行くのを拒んだため、二人はまた口論になった。やがて女性二人はサリヴァンをおいて家に向かいはじめた。二人が、サリヴァンから逃れ、酔ったあげくの大騒ぎからも解放されたのではないかと思いかけたまさにそのとき、暗がりからとつぜんサリヴァンが出てきて二人に飛びかかった。[11]ジュリアは夫に殴られると思い、手で顔を覆った。すると、サリヴァンがジュリアの腹にナイフを深々と突き刺した。「さあ、お前の始末をつけたぞ!」と叫んでいた。

ジュリアは、痛みのため前のめりに倒れ込み、ブリジットが必死になって、ジュリアの服の下に手を入れ傷を確かめようとした。「サリヴァン、あんたは自分の妻を殺したんだよ」と大声でどなった。サリヴァンは立ちすくんでその光景を眺め、陰険な口調で言った。「いや、まだ死んでない」

その日、夜勤についていた警官のトマス・ジェントルは、ジュリアがサリヴァンとブリジットに支えられ引きずられるようにして通りを歩いているところを見つけた、とふり返る。どうしたのかと尋ねると、ジュリアはうめきながら「おまわりさん、命を助けてください。この男に刺されたんです」と言って、近くに立っていた夫をさした。彼女は無意識に腹部に手をやった。すると恐ろしいことに気づき息をのんだ。「内臓が飛び出ている!」。パニックに陥った女性をジェントルは、もよりの外科医のマシャットのところに連れていったが、不在だった。ジェントルは警官二人に協力を求め、一人がガワー・ストリートのユニヴァーシティ・カレッジ病院にジュリアを連れていき、もう一人とジェントルでサリヴァンの身柄を確保した。酒に酔った加害者は、自分の妻だと思って寝ようとした相手がいなくなった、それとも「二人の女に同じことをしたのだろうか」と悔しがりわめいた。

ユニヴァーシティ・カレッジ病院にくる病人や怪我人の多くは、ジュリア・サリヴァンもそうだったが、まず緊急・外来部門に通される。病棟に受け入れられるのはそのうちごくわずかだった。これは珍しいことではない。都市部の病院では一般に、患者が入院できる見込みは四分の一だった。[12] 一八四五年、キングズ・カレッジ病院では、外来に来た一万七〇九三人のうち治療を行わなかった患者が一一六〇人いた。[13] ほとんどの病院で、新しい患者を病棟に受け入れる「入院日」が設けられ、週に一度に限るなどと決められていた。一八三五年『タイムズ』紙は、ある月曜日に、瘻孔《ろうこう》と脳の炎症を患い結核で消耗した若い女性がロンドンのガイ病院に来たが、入院日は金曜日だったので帰されたと伝えている。[14] 女性は該当する日にもう一度来院したが、一〇分遅れたため、時間を守れない患者は受け入れられないと拒否された。重い病を抱えた患者は落胆して田舎に帰ったが、数日後に死亡した。

一九世紀には、ロイヤル・フリー病院（一八二三年の設立時、貧しい者に無料で医療を提供していた）以外の病院は、チケット制で入院患者の受け入れを管理していた。患者は病院の「会員」からチケットを手に入れる。会員は年会費を払うのと引き換えに、患者を病院に推薦し医療スタッフを選ぶ選挙で投票する権利を得ていた。入院したい患者がチケットを確保するには、根気強く請求しなければならず、何日も待たされ会員の使用人を訪ねて懇願したすえようやく病院への道が開かれるのだった。優先権は急性の患者に与えられる。がんや結核など「不治の病」の患者は断られた。性感染症の患者もだ。

ジュリア・サリヴァンはその夜、少なくともあるひとつの点では幸運だった。[15]命の危険がある重傷だったので、すぐ治療が受けられることが確実だった。さらに、リスターは一人で手術を行ったことは一度もなく、外傷患者の治療となると情けないほど経験不足だったが、それでもリスターの手にゆだねられたことは、ジュリアにとってはこのうえなく幸運だった。ジュリアが病院の入り口からストレッチャーに乗せられあわただしく運ばれてくると、リスターは手ばやく下腹部を診察した。服も下着も切られており、縦に入った傷口は長さ一・七センチで、血で濡れていた。衣類の下で、傷口から腸が約二〇センチもはみ出していた。

恐ろしい場面だったが、リスターはずっと落ち着いていた。麻酔をかけてから、腸の中にたまっていた糞便をぬるま湯で洗い流し、腸を正しい位置に少しずつ戻そうとした。だが、そのためには傷口が小さすぎ、広げなくてはならないことに気づいた。

リスターはメスに手を伸ばし、傷口を上へさらに二センチほど切開して広げた。傷口から外に突き出ていた腸が腹腔《ふくくう》内にゆっくりと大部分おさまり、あと少し、サリヴァンのナイフで切られた部分だけになった。細心の注意を払って処置を進め、細い針と絹糸で腸の傷口を縫合した。傷をふさぎ絹糸を丸めて端を切り、損傷を受けていた腸を全部腹腔内に戻し、皮膚の切片を弁のようにして血液や糞便がこれ以上漏れないようにした。内臓の処置が終わると、負傷し膨張した腹部から赤く水っぽい体液が排出された。リスターは「出血がとても少なく、患者は意識が残っていたとはいえ落ち着いていた」ので満足だった。

腸を二段階に分けて戻したことで、リスターは一本の糸で傷口を縫合することに集中できた。ジュリアの腸の縫合を果敢に決断したが、これはもっとも経験を積んだ外科医でさえあまり行わないもので、大きな議論を呼ぶ処置だった。リスターはこの方法でうまくいったが、失敗する医師も多かった。一八四六年、外科医のアンドルー・エリスは、「「腸の損傷の」治療に関する研究を読めば、見解が大きく異なることがわかるだろう」と指摘している。何も手を出さないことを選ぶ医師もいた。つまり状態を慎重に見守るというもので、いかにも外科医らしい名前をもつカトラー（Cutler：刃物師）が、友人と取っ組み合いをしていてナイフで内臓まで達する傷を負ったトマス・V……という患者に対してとった対応だ。トマスは病院に着いたときあまり出血していなかったので、痛みに苦悶するこの患者にカトラーはローダナム（アヘンを含む鎮痛剤）を二〇滴処方した。次の日、患者の腸の働きが弱くなり腹部が異常に膨張した。カトラーは患者に浣腸をし楽にしてやるよう指示したが、効果がなかったため、ブランデーを一一〇グラム与えた。三日目、患者の苦痛は続いていた。皮膚や手足がすっかり冷たくなり、脈拍がひじょうに弱くなった。ひまし油とセンナで再度浣腸を行うと、少量の便が出た。そのあと少し持ち直したが、やがて急速に衰弱して意識を失い、その日のうちに亡くなった。

縫合は当時広く行われていたが、縫合した傷や切開した痕はよく感染を起こした。破裂した腸を縫合する場合、リスクはさらに高まった。多くの医師は、赤くなるまで火であぶって熱した細い鉄の刃で切開部を焼灼《しょうしゃく》する方法を好んだ。「組織をゆっくり焼灼するほど、効果は高まる」と外科医のジョン・ライザーズは述べている。深いところまで焼灼すると傷口は何週間も、ときには何か月も開いたままの状態で、内側から治癒《ちゆ》するという。当然ながら痛みはすさまじいもので、しかもその処置を施したからといって、生きのびる保証はない。まして、換気がされず何種類もの細菌がうごめくヴィクトリア朝時代の病院で回復を待たなくてはならないのだ。

これが、不幸にしてヴィクトリア朝時代に腹部に傷を負った人の多くが遭遇する医療の現実だった。リスターがジュリア・サリヴァンの手術に成功したのは、技術と運の両方によるものだ。ヘルニアで飛び出た腸を体内の正しい位置に戻す症例をいくつかみていたのが、よい経験になっていたのは確かだ。研修医になってまもないころ、エリクセンは、子どものときに腹部をけられたのが原因でたえずヘルニアに悩まされている患者をみていたことがあった[16]。何十年もたって、ヘルニアが大きくなり痛みが出てきた。エリクセンは、腸にかかる圧迫を取り除くため、患者の腸を切開して正しい位置に戻さなくてはならなかった。手術のあと患者はめざましく回復しているようだった。が、翌日亡くなった。

リスターは、エリクセンが担当する同様の症例をみていたほか、ジュリアの少しまえにユニヴァーシティ・カレッジ病院に飛びこんできた患者についても研究していたようだ。というのも、都市部の病院では刺傷事件や職場での事故を扱うことが多かったため、貫通創に起因する絞《こう》扼《やく》性ヘルニアは高い関心を集めていたのだ。四年さかのぼる一八四七年、ジョージ・ジェイムズ・ガスリーが、このテーマに関する著作を執筆していた。同じテーマで外科医のベンジャミン・トラヴァースも幅広く執筆している。[17] 一八二六年、トラヴァースは『エディンバラ・メディカルサイエンス・ジャーナル』でジュリア・サリヴァンと同じような症例について報告している。その女性は、自らかみそりの刃を使って内臓まで届く傷をつけ、セント・トマス病院に運び込まれた。到着したとき、意識はなかった。トラヴァースは、腸の損傷部を絹の結紮糸で縫合してから、腹部の傷口を広げ突き出ていた腸を腹腔内に戻し、縫合糸で傷口を閉じた。患者は二四時間、飲食が禁じられた。その後の数週間、患者は回復を続けたが、とつぜん腸に炎症が起こった。そこで外科医は腹部に医療用ヒルを一六匹あてがい、浣腸をした。やがて傷は治癒し、手術から二か月後、女性はセント・トマス病院を退院した。

リスターは医学生のとき、こうした症例に関する文献をよく読んでいた。ほかにも、あの日ジュリアの腸の損傷を手術するにあたり、まれにみる能力が備わっていた理由があった。四か月前『ランセット』で、ロンドン医学会から三年に一度授与されるフォザーギル・ゴールドメダル（一八世紀に活躍した医師ジョン・フォザーギルを記念したメダル。フォザーギルはクエーカー教徒）の選考が、腹部の創傷・損傷を課題として行われると発表されていた。リスターはすでにUCLでの業績が認められ何度か表彰されていたが、フォザーギル・ゴールドメダルは、さらに価値がある賞のひとつだった。ゴールドメダルに応募する論文を執筆するために、腹部の創傷に対する理解を深めようとしていたのだろうか。

リスターの手術は成功したものの、ジュリアはまだ回復しかけたばかりだった。リスターは腸への負担を軽くするため、回復するまで流動食のみとし、また定期的にアヘンを与えるよう指示した。一九世紀、大英帝国の拡大とともに、アヘンはアルコールより広く使われる薬物になっていた。一八六八年に薬事法が制定され、危険な薬物の販売ができるのは認可された薬局に制限されたが、それ以前は床屋、菓子屋、金物屋、タバコ屋、ワイン商人など、ほぼあらゆる人からアヘンを買うことができた。リスターは、あらゆる年齢層の患者に――子どもにも――この強い薬を処方した。

そのあと数週間にわたり、エリクセンがリスターの患者を引き継いだ。手術室では英雄だったリスターだが、病院ではまだエリクセンの部下だった。セント・トマス病院の女性患者と同じく、ジュリアも手術後まもなく腹膜炎の症状が出た。エリクセンの治療は、ヒルや湿布を使い症状が広がるのを抑えるというものだった。ついにジュリアは回復した。その後、同じ一八五一年のあいだに『ランセット』でこの症例が二回言及されている。[18] そのなかで、ジュリアの回復の意義が強調されていた。「『外科は』ひじょうに重要なので、（略）いま我々がなじんでいる以上に深く探求していくことが望ましいと考える」

ジュリアの手術から二か月たった八月の湿度の高い日、リスターは乗合馬車で「オールド・ベイリー」と呼ばれる中央刑事裁判所に向かっていた。ジュリアの夫が殺人未遂で訴えられた裁判で証言するためだった。一九世紀半ば、外科医が法廷で証言を行うことは珍しくなくなっており、話す内容は多岐にわたった。被告の精神状態、傷の種類、さらにはヴィクトリア朝時代に敵を始末する「はやりの」方法としてまたたく間に広まった、毒物による犯罪の化学的、生理学的徴候などだ。リスターはサリヴァン被告の罪について証言するため、ほかの五人の証人とともに出廷を求められたのだった。

オールド・ベイリーは国中でもっとも恐れられていた正義の殿堂だった。弧を描くれんがの壁に囲まれた要塞のような堂々たる建造物で、囚人と一般市民が交わることのないよう設計されていた。すぐ隣には悪名高きニューゲイト監獄があり、ここに収監されたことがある著名人にはダニエル・デフォー、キャプテン・キッド、さらにペンシルヴェニア植民地の建設者のウィリアム・ペンらがいる。ふたつの建物のすぐ前は広場になっていて、一八六八年まで公開処刑が行われた。絞首刑がある日には何千人もの見物人が集まり、容赦なく縄が締まり死刑囚がもがくのを見ようと、先を争って絞首台の近くに陣取った。有罪の判決から死刑執行まで二日しかなかった。

チャールズ・ディケンズがオールド・ベイリーについて書いている。「[法廷に]初めて入った人は、平然と冷淡に裁判が進行していくさまに唖然《あぜん》とするだろう。すべての裁判は単なる手続きのようだ[19]」。弁護士も陪審員も傍聴人も固い木のベンチに腰をおろし、朝刊を読みながら低いささやき声で言葉をかわす。次の裁判が始まるまで居眠りをする者もいる。法廷を覆う冷ややかな空気は、慣れていない人にはひどく落ち着かないだろう。関係ない人間は気づいていないかもしれないが、オールド・ベイリーで判決が言い渡されると進退きわまる場合が多い――判決は縄の先で執行されるのだ。

サリヴァンは証言台と向かいあっている被告席に立った。頭の上には声が大きく聞こえるよう共鳴板がしつらえてあった。一八世紀には、被告席の頭上に鏡がついた反射板が取りつけられ被告の顔に光があたるようになっていた。リスターの時代には、ガス灯に替わっていた。こうして、裁判官と陪審員は被告の顔の表情をみさだめ、証言に効力があるか検証したが、これは信頼性に欠けるやり方であり、不当な有罪判決が下されることが多かった。サリヴァンの右手には一二人の陪審員が座っていた。陪審員は部屋から退出せず、運命を待つ被告の耳に入るところで協議し評決を決定することになっていた。陪審員席の後ろの一段高くなったところは傍聴席になっており、集まった人たちが裁判の経過を見守る。その様子は手術室とよく似ていた。生死にかかわることが大衆の娯楽になっていた時代だった。

最初の証人は、ジュリアが刺されたあと付き添った警官のトマス・ジェントルだった。被告は身柄を拘束されたとき酔っていたと述べた。いっぽう被害者のほうは、ジェントルの証言によれば、ジェレマイア・サリヴァンが加害者だと確認したときしらふで、襲われるまえからそのあとまで正常な精神状態だった。続いて二人の証人が、サリヴァンが妻を襲うまえに脅していたと証言した。

次に、ジュリア自身が証言台に立った。すっかり回復し負傷による悪影響は見られない。自分を襲った男にひるむことなく向き合った。夫の顔を見るのは刺された夜以来だった。長々と供述が続くあいだ、六月二六日の事件を思い起こしていた。ある時点で、サリヴァンが、ジュリアが別の男と一緒に住んでいたと非難した。これで殺人未遂の罪が軽くなるかもしれないと期待してのことだ。ジュリアは、夫を裏切ったことがあるかと質問され、「生涯で一度もありません。夫は、わたしが裏切っていたなどと言う人を連れてくることはできないでしょう。彼はわたしを殺そうとしたのです。わたしにとって殺人者以外の何者でもありません」と述べた。

ついに、リスターが証言台に立つ番が来た。クエーカーの信仰にそった地味な色合いの服装だった。落ち着いた物腰なので、この年齢としては珍しいほどの威厳が漂っていた。若い外科医は裁判官と陪審員に向かって供述した。「からまった腸が二〇センチほどの長さで下腹部からはみ出ていました。おそらく九〇センチほどの小腸が体外に出ていたのでしょう。……明らかに、ひとつの凶器で一回で刺したものです」。外科医のマシャットの家の隣にある店で使い走りをしている一三歳の少年、トマス・ウォルシュが見つけた血のついたナイフが提出され、あらためられた。傍聴席の見物人が凶器を見ようと身を乗りだし、法廷は静まり返った。検察官は、サリヴァンは、ジェントルともう一人の警官に拘束されるまえに凶器を捨てたと主張した。現場にいた人は、妻が一刻も早く医師の手当てを受けることに注意が向かっていたので、凶器を処分するには絶好のタイミングだったかもしれない。ナイフがリスターに渡され、リスターは仔細に調べてから、形状がジュリアが負った傷と一致するので、サリヴァンが妻を刺した凶器である可能性が高いと認めた。

リスターの証言が決定的な証拠となった。サリヴァンは殺人未遂で有罪になり、二〇年の流刑を言い渡された。つまり、流刑地のオーストラリアに追放である。ロンドンの刑務所がますます過密状態になっていたため、一七八七年から一八五七年のあいだに一六万二〇〇〇人の受刑者がオーストラリアに送られた。八人に七人は男性だった。九歳の小さな子どもから八〇歳の老人までいた。流刑は禁固や絞首刑より楽な刑罰かというと、まったくそうではなかった。まず受刑者は、テムズ川に浮かぶ監獄船に乗せられる。廃船にされ朽ちかけた船はおぞましい状態で、病気の培養地としては病院もかなわない。囚人たちは唖然とするような環境の船内で檻に閉じ込められた。ある看守が回想する。「船のロープにかけてある囚人たちのシャツは、害虫でまっくろになっていて、まるで一面にコショウをふりかけたようだった」。コレラが発生すると、膨張し腐敗した死体が十分な数に達するまで、聖職者が埋葬を認めないことが多かった。監獄船を生きのびた囚人はオーストラリアに移送される。八か月におよぶ過酷な船旅で、三人に一人が命を落とした。態度がよかった受刑者は「仮出獄証」を発行され、刑罰が軽減され帰国が許される。しかし大半は、二度とイギリスに帰ることはなかった。イングランドの港まで危険な海の旅を耐えしのぶより、みじめな人生の残りを流刑地で終えるほうを選ぶのだった。

　流刑が陰惨なものだったとはいえ、それでも死刑よりはましだった。ジュリアが助からなければ、ジェレマイア・サリヴァンは間違いなく殺人で有罪になり、数日後にはニューゲイト監獄の外で縄からぶら下がっていただろう。その意味では、ジュリアもサリヴァンも命があるのはあの外科医のおかげだったのだ。初めての大手術という怖気づくような展開にたった一人で臨み、すばやく果敢に行動した。リスターが外科医として自ら勝ちとっていく数々の勝利の最初のものだった。

第四章　科学の祭壇

人は一度死んだ自分自身を踏み台として立ち上がり、高みへと歩む。[1]　――アルフレッド・テニスン卿

毎週水曜日、外科医と部下たちがユニヴァーシティ・カレッジ病院の狭い手術室に集まった。外科医は年功にしたがって順に手術を行うが、手術と手術のあいだに、血にまみれた手術台を拭くよう指示が出ることはめったになかった。エリクセンのもとで病棟外科医になったリスターは、手術に立ち会い、助手を務め、観察し記録をとった。洗面台がひとつと器具をおさめるキャビネットがあるだけの質素なこの部屋で、リスターは一八五〇年代の外科手術がどれほど運まかせであるかを理解しはじめていた。

運命の水曜日には、きわめて幸運なことも起こった。たとえば、咽頭の急性疾患で病院に駆け込んできた若い女性だ。[2]その日リスターは、エリクセンが女性の首の柔らかい筋肉組織を切開す

るかたわらに立っていた。切開部から、粘りのある赤黒い血が噴き出す。エリクセンは気道を確保するため躍起になって輪状軟骨の切開を始めたが、うまくいかなかった。患者は胸に大量の液体がたまり窒息しかかっていた。脈拍が遅くなり、聞こえるのは、肺が気管に空気をとり込もうとしてたてる荒々しい息遣いだけになった。そのときエリクセンが、途方もないことを思いついた。患者の首の切開部に自分の口をあてがい気道をふさいでいた血液と粘液を吸い出したのだ。口で三回吸い出すと、患者の脈が速くなり、頬に顔色が戻った。たいへんな困難を乗り越え、患者は病棟に戻った。だが、リスターは、新たな危機が患者を待ち受けていることがわかっていた。手術を生きのびることは戦いの半分にすぎなかった。

外科医が扱う怪我と疾病は、ロンドンの人々と同じくらい多様だった。リスターがエリクセンと仕事をしているころ、ロンドンの街は絶え間なく拡大を続けていた。毎年何千人もの労働者が移住してくる。そういう人たちは、急速な都市化による住宅不足のため不衛生な場所で生活していたが、それにくわえて肉体的に消耗し危険でもある仕事についていた。こうした悲惨な生活が健康に深刻な影響をもたらす。病棟は、重傷を負った人、視力を失った人、呼吸困難に陥った人、手足が不自由な人たちでいっぱいになっていた。近代化途上の社会が抱える危険によるものだった。

一八三四年から一八五〇年にかけ、チャリング・クロス病院では六万六〇〇〇人の救急患者を治療した。そのなかには、足場や建物から落ちた者が一万六五五二人、蒸気エンジンや機械の歯車、クレーンに関連した事故による者が一二三〇八人、道路上の事故による者が五〇九〇人、火傷・熱傷が二〇八八人いた。[3]『スペクテイター』誌は、怪我の三分の一近くは「割れたガラスや陶器、落下事故、(略)重いものを持ち上げたり、はしごや鉤状の金具、ナイフなどの家庭用器具を不用意に使ったりすること」によるものだと報告している。[4]子どももこうした事故にあうことがよくあった。一三歳のマーサ・アップルトンは木綿の紡績工場で、機械の下に落ちた糸くずなどをひろう「スカベンジャー」として働いていた。[5]ある日、小さなマーサは過労と栄養失調で気を失って倒れ、だれも見ていなかった機械に左手がはさまってしまった。五本の指をすべて失い、同時に仕事も失った。こういう話はよくあった。

リスターは仕事中に、劣悪な生活や職場環境による負傷や疾病で病院に運び込まれる患者を数多く目にしていた。そのなかにかなりの割合で、最近になってよく見かけるようになった症例があることにも気づいていた。たとえば、レイラシーという五六歳の塗装工は、子どものころから一日に一〇時間から一五時間の労働をしており、強烈な痛みの発作で病院に来た。[6]「塗装工のさしこみ」として知られる症状で、塗料に含まれる鉛に長期間さらされるために起こる慢性的な腸の疾患だ。工業化が進み化学物質や金属に触れる仕事につく人が増えるにつれ、深刻になっていた問題だった。砒素や鉛などの毒物は扱わなくても、鋼鉄、石材、粘土などを生産し加工する過程で出る大量の粉塵により労働者が死に至ることがあった。何年もあとになってから症状が現れることもよくあったが、そのときには手遅れになっていることが多かった。職業医学に高い関心をよせていたヴィクトリア朝時代の医師、ジョン・トマス・アーリッジは指摘する。「粉塵ですぐに死亡することはないが、年を経るうちに少しずつ確実に肺に固着し、やがて漆喰《しっくい》のような層ができる。呼吸が次第に困難になり低下し、ついには停止する」[7]。気管支炎や肺炎、そのほかさまざまな呼吸器疾患により、多くの労働者階級の人が若くして墓場に送られた。

リスターは、食生活が都市の労働者たちに及ぼす影響についても注視していた。大半の患者が毎日大量のビールを消費し、質の悪い肉を多く食べるが、野菜や果物はほとんど口にしなかった。夏にリスターが担当する病棟に来た二人の患者は、目がくぼみ皮膚が幽霊のように青白く歯が抜けていた[8]。明らかに壊血病の症状だった。医師たちは、人間の体内で合成できないビタミンCの不足により壊血病が起こることを、まだ知らなかった。多くの医師は、体内に無機塩が不足すると壊血病になると考えていたのだ。リスターはこの説に基づき、壊血病の治療薬であると医学界が誤って信じていた硝酸カリウムを使って二人の患者を治療した。

貧しい人々の食事の質は目に見える日々の問題であるが、人間のもうひとつの必然的欲求による影響は長期に及び、気づかないうちに進行する場合が多い。リスターは経験を積むにつれ、性感染症のさまざまな徴候を見きわめる目を養った。リスターが治療した患者の多くが、梅毒にかかっていた。ペニシリンが発見されるまえ、梅毒は治療法がなく、やがて死に至る病気だった。梅毒にかかった患者はしばしば外科医のところに来たが、これは、当時の外科医が手術だけでなく、身体の表面に表れる疾患を扱っていたからだ。梅毒による症状は時間とともに悪化する。皮膚に醜い潰瘍ができ、病が進行すると身体に痕が残るほか、多くの患者が、麻痺、失明、記憶障害、また鼻梁《びりょう》が顔面に陥没して起こる「鞍鼻《あんび》」という醜い変形に苦しんだ（梅毒患者はひじょうに多かったため、ロンドンのいたるところに「鼻なしクラブ」が誕生した。ある新聞の記事によれば「風変わりな紳士が、鼻のない人たちと盛大なパーティーをしたいと思いつき、街で見かけた鼻のない人たちをみな招待し、ある日パブで夕食会を開いて友情を結んだ」という[9]。この男性は、秘密のパーティーでクランプトンという偽名を使い、毎月鼻のない友人たちをもてなしていたが、一年がたったころ死亡し、それを機にこのグループは「惜しまれつつ解散した」）。

梅毒の治療にはたいてい水銀が用いられ、軟膏や錠剤で、また蒸し風呂を使って投与された。残念ながら、その副作用は、病気そのものと同じくらい苦痛でおぞましいものだった。治療が長引くと、歯が何本も抜け潰瘍や神経障害が起こった。患者はしばしば、梅毒そのもので死ぬまえに水銀中毒で亡くなった。

ユニヴァーシティ・カレッジ病院に、マシュー・ケリーという五六歳のアイルランド人労働者が入院していた[10]。患者は重い発作で三回倒れ、「卒倒病（falling sickness）」、つまりてんかんではないかと恐れていた。しかし、リスターは患者の大腿部に痛みをともなう吹き出物があるのを不審に思い、発作の原因は別にあるのかもしれないと考えた。男性の性的経験と「情欲にふける強い傾向」を考慮すると、脳炎の初期症状が出ているのではないかと疑った。梅毒の末期には、てんかんのような発作が起こることがある。この病気については解明されていないことが多かったため、リスターがケリーにしてやれることはあまりなく、けっきょく、これ以上治療できないとみなされたところで退院させた。

リスターが治癒していない患者を退院させるのはこのときだけではなかったが、ときにそれは、こうした患者と接した人の健康が脅かされることを意味した。もうひとつの例は、ジェイムズ・チャペルという二一歳の靴職人で、一八五一年の夏に入院してきた[11]。その数年前に梅毒と淋病の両方に感染し、以来、入退院をくり返していた。リスターは、この若い男が結婚していないものの一五歳のときから性行為を続けていたことを知っていた。リスターの症例記録に、チャペルは「ある女性と関係をもち、若年のころより一日に三、四回交わることがあった」と残されている。しかし、チャペルに関してもっともさし迫った懸念は、抑え難い性欲がもたらす帰結ではなかった。チャペルはリスターの病棟にひどい咳を持ち込んでいた。血がまじった白い痰が、ときには八五〇ccも出た。診断は単純だった——初期の肺結核。一八五〇年代には治療法がなかった呼吸器疾患だ。病院の方針で、治る見込みのない患者は受け入れないよう指示されていたため、リスターはチャペルを社会の人々のなかに戻した。医学界は、結核が感染力の強い病気だということをまだ知らなかったのだ。チャペルは五、六人の職場の同僚と同じ部屋で寝起きさせられていたので、何人に感染させたのだろうかと考えてしまう。これが、ロンドンの病院の病室をひんぱんに訪れていたヴィクトリア朝時代の労働者の典型的な生活だった。

都市化によって労働者階級の人々の健康が犠牲になっていたいっぽうで、イギリスは世界の商業の中心として確固たる地位を謳歌していた。一八五一年の夏、ロンドンは、ハイドパークで開催された大博覧会（世界初の万国博覧会）を見物に来た何百万もの人でふくれ上がった。博覧会は、これから技術が社会の発展の鍵となることを国中に知らしめた。

木々のあいだから、造園家のジョゼフ・パクストンが設計した水晶宮《クリスタルパレス》が輝き、世界中から集まった産業の驚異を展示していた。巨大な建物はパクストン自身によるガラス張りの温室をもとに設計された。水晶宮は、一〇〇万平方フィート（約九・三ヘクタール）近いガラスを使い、建物の長さは、一八五一フィート（約五六四メートル）と、博覧会開催の年を考慮して設定され、セント・ポール大聖堂の六倍の床面積を誇る。建設中には、構造が万全であることをテストするため、建築を請け負った業者の指示により、三〇〇人の労働者が言われるまま床板を飛び跳ね、兵士の一団が建物内の支柱で区切られた区画を行進して回った。

博覧会が始まると、一万五〇〇〇を超える出展者からの約一〇万点の品々が展示された。そのなかには、『イラストレイテッド・ロンドン・ニュース』誌を一時間に五〇〇〇部印刷できる印刷機、目が見えない人のため紙に浮き上がらせた文字を書ける「さわれるインク」、前輪の車軸にペダルとクランクがついた「ヴェロシピード」——現代の自転車の先駆けとなった乗り物——もあった。群を抜いて巨大だったのは水圧プレス機で、金属管一本が一一四四トンもあったが、一人で操作することができた。また、ヴィクトリア朝時代の衛生工学技師、ジョージ・ジェニングズが設計した水洗の公衆トイレが、世界で初めて本格的に設置された。会期中、約八二万七二八〇人が一ペニー硬貨（一ペンス）を払ってトイレを使い、「一ペニー使う」という婉曲表現が広まった。しかし、こうした豊かさが生まれても、イギリスの最貧困層世帯のみじめな生活は、この先何年も改善されないままだった。

　展示には科学と医学の分野の新しい発明もあり、そのうち実用的なものはイギリスの病院で採用されることになる。自転車の空気入れポンプを小さくしたような人工ヒルは「人体から悪い物質と体液を除去」し「皮膚から活力になる物質をとり込む」とされた。[12] 手や腕や足を切断された人のための人工装具もあり、ものをつかんだりウマに乗ったり踊ったりする能力を回復することが望めるようになった。パリのある出展者は、骨、筋肉、血管、脊髄神経など一七〇〇の部品からなる完全な人体模型を披露した。[13] 一七五センチの模型は、眼球に透明なレンズまで入っており、取り出して視神経や膜まで見ることができた。

　物見高い人々が世界中からやって来て、日々の生活をもっと早く楽で便利にする文明の利器に驚嘆した。ある女性は、イングランド南西端のペンザンスから四二〇キロも旅して博覧会を見にきた。有名な小説家のシャーロット・ブロンテは父親に宛てた手紙に「すばらしいところです。広大で新しい未知の世界。何と表現すればよいのか。この壮大さは、あるひとつのものにあるのではなく、あらゆるものが独特な形で集まっている、その全体から生まれるのでしょう。人間が創造した産業界のすべてをここに見ることができます」と記している。[14]ヴィクトリア朝時代の人々は科学の祭壇に礼拝にきた。そして失望することはなかった。一〇月一一日に大博覧会が閉幕するまでに、六〇〇〇万人以上がハイドパークを訪れた。そのなかにジョゼフ・リスターと父親のジョゼフ・ジャクソンもいた。ジョゼフ・ジャクソンの甥が顕微鏡を出展し博覧会主催者から表彰されたのだった。

一八五〇年代の医学界では、顕微鏡の真の価値をめぐって引き続き議論と論争がくり広げられていた。そんななか、リスターは自分の研究に取り組み続けた。大博覧会が終わると、膨大な時間を費やし自分で作った標本スライドを顕微鏡で観察した。手を触れたすべてのものをレンズでのぞいた。秋の終わりのある午後、リスターは目の下で血性組織が形を変えながら飛び跳ねているのを見ていた。モダンな顕微鏡の接眼レンズを目を細めてのぞき、小さな真鍮のダイヤルを調整し焦点を合わせた。とつぜん、その日エリクセンと一緒に切除した患者の腫瘍が視界に飛び込んできた。ひとつひとつの細胞の輪郭がひじょうに明瞭に見える。リスターは画像を数分間観察してから、紙に腫瘍のスケッチを始めた。このようなスケッチをいくつも作成したが、そのいくつかは驚くほど詳細に描かれており、何十年か先、自身の講義で教材として活用することになる。

休暇で田舎を旅行するときでも、リスターの頭のなかはつねに自分のまわりの自然界のことでいっぱいだった。クモの足の筋肉組織やゆでたロブスターの目の角膜細胞をスケッチした。イギリス海峡に面したトーケイに旅行したときは、ヒトデをつかまえ切開し、顕微鏡で拡大された幾何学状の不思議な形を観察して心を躍らせた。また、父親に手紙を書いて自慢している。「脈を打つたびに心臓の上部、中ほどにある弁が開いたり閉じたりするのまで見えました」[15]。テムズ川でヤツメウナギをつかまえると、その夜遅く部屋で、銀色がかった体を切開し脳を摘出した。カメラ・ルシダ――ジョゼフ・ジャクソンが発明した装置で、紙の上に投影された画像を見ながら絵に描き写すことができる――を使って、顕微鏡で見た生物の髄質細胞の正確で詳細なスケッチが描けた。[16]

リスターは、生理学の教授のなかに顕微鏡研究の同志を見出していた。ウィリアム・シャーピーは当時五〇代の初めで、いつも目を細めているように見えた。顕微鏡のレンズをのぞくのに費やしてきた時間を考えるとそうなるのも当然と思われた。一八五一年にリスターの指導を担当するようになったときには、このスコットランド人の頭頂部はかなり薄くなっており、それを埋め合わせるかのようにサイドの髪はふさふさしていた。シャーピーは、長いあいだ解剖学に付随する科目として扱われていた生理学を、まとまった講座として教えた初めての教員だった。このことによりのちに「近代生理学の父」と呼ばれるようになる。知的な面でも身体的な面でも巨人だった。学生たちに向かって、肺に入る空気の量を測定するために考案されたスピロメーター（肺活量計）の扱い方を実演した際、器具の各区画にいとも簡単に空気を吹き込み、あとで「この器具は身体の発達が普通の人のために設計されているようだ」と意見を述べた。[17]

リスターはすぐシャーピーに引きつけられた。シャーピーは自分の父に似ていると感じた。この生理学教授は、権威よりも実験と観察を重んじたが、これは当時としては珍しいことだった。のちにリスターは回想する。

ユニヴァーシティ・カレッジで学んでいたとき、シャーピー医師の講義にたいへん引きこまれた。先生の授業で生理学に対する思い入れが生まれ、以後変わることはなかった。父の努力のおかげで（略）、せいぜい科学玩具程度だった複式顕微鏡が、当時すでに研究を助ける強力な機械になっていたが、私は最高級品の顕微鏡をもつことができ、偉大な師が見せてくれる組織学に大いなる関心をもち、顕微鏡を使って詳細に検証した。[18]

シャーピーの熱意に刺激を受け、リスターは手に入るかぎりの人間の組織を顕微鏡で観察しはじめた。スケッチには、人間の皮膚をはじめ、患者から切除されたがんにかかった舌の細胞に至るまで、実に詳細に描写されている。リスターは病院でみた患者について、丁寧に彩色を施した医療用のスケッチを描いている。これは、カラーコピーが登場するまえ、症例を目で見てわかるように記録する唯一の方法だった。そのなかの一枚に、椅子に腕をかけもたれている男性を描いた絵がある。袖がまくり上げられており、そこの皮膚には炎症を起こして腫れたあばたがある。おそらく性感染症によるものだろう。

リスターは観察するだけでは満足しなかった。イタリアの司祭で生理学者のラザロ・スパランツァーニの業績をもとに自分でも実験を行った。スパランツァーニは、精子と卵子が結合する哺乳類の生殖過程を初めて正確に説明した。一七八四年、イヌとカエル、さらには魚にまで用いることができる人工授精技術を開発した。これを手がかりにリスターは、オスのニワトリの精液を抽出し、人工授精により体外で卵を作ろうとしたが、うまくいかなかった（スパランツァーニの実験を人間で複製するにはさらに一〇〇年がかかった。一八八四年、アメリカの内科医、ウィリアム・パンコーストは、自分が担当するなかで「もっとも端正な顔立ちの」学生から採取した精子を、麻酔をかけた状態の女性に――本人に知らせずに――注入した。女性の夫は生殖機能がないと考えられていた。九か月後、この女性は健康な子どもを産んだ。しばらくしてパンコーストは、夫に自分がしたことを告げたが、二人とも女性にはほんとうのことを伝えないと決めた。パンコーストの実験は二五年間秘密にされたままだった。一九〇九年にパンコーストが亡くなったあと、精子提供者の医師――皮肉にも名をアディソン・デイヴィス・ハードという［hardには「信頼できる」、「厳格な」などの意味がある］――が、秘密裏の行為を告白する手紙を『メディカル・ワールド』誌に送った[19]）。

一八五二年、リスターは顕微鏡を使い初めて大きな科学的功績を残した。[20] 大学の眼科教授のウォートン・ジョーンズから「新鮮な青い虹彩」を入手して以来、人間の目に関心を向け、虹彩の瞳孔括約筋と瞳孔散大筋の組織に関する議論に興味をもっていた。少しまえのこと、スイスの生理学者アルベルト・フォン・ケリカーが、虹彩のこの組織は胃や血管や膀胱と同じような平滑筋細胞でできていると論じていた。この種の筋肉は不随意筋である。ケリカーの発見は、イングランドでもっとも著名な眼科医であるウィリアム・ボウマンの見解と対立するものだった。ボウマンは、この組織には筋が入っている（横紋筋である）ので、随意筋であると考えていた。

リスターは、四時間前に患者から切除されたばかりの虹彩から組織を丁寧にはがした。[21] 検体を顕微鏡におき、五時間半かけて観察し、カメラ・ルシダを使ってひとつひとつの細胞をスケッチした。研究を形にする過程でさらに、ユニヴァーシティ・カレッジ病院の外科患者の五人から切除した虹彩と、ウマ、ネコ、ウサギ、モルモットの虹彩も調べた。わかったことは、ケリカーの説を裏づけるもので、虹彩は括約筋と散大筋の両方からなる平滑筋繊維でできており、たしかに不随意筋であるというものだった。リスターは結論を『顕微鏡学季刊誌』に発表した。この研究により、依然として医学の実践に顕微鏡は無用だとする大多数の研究者たちとは、明確に異なる立場に立つ。

リスターの実験は、一八五〇年代の手術の進歩に貢献するようなものではなかったため、教授陣にも学生にも難解だったことは間違いない。それでもリスターは実験を続けた。都市化と産業化の発展は人類の犠牲をともなったが、科学の発展は病院で深刻化する問題に解決策をもたらすのではないか。おそらく、顕微鏡が人体の秘密を解き明かし、治療法に変化が起きる日が来るだろう。

数か月後、エリクセンの病棟で別の患者が感染症にかかった。今回の凶悪犯人は病院壊疽だった。施設病の「四大病」のなかでもっとも毒性が強いものだ。「悪性」または「侵食性」の潰瘍と呼ぶ医師もいた。「侵食性」(phagedenic)とは、「食いつぶす」を意味するギリシア語に由来する。スコットランドの外科医ジョン・ベルは、診療した患者が何人も病院壊疽で死亡したという経験があり、この病気の恐怖をつづっている。第一段階では「傷が膨張して皮膚がめくれ上がり、(略)細胞膜が溶解し悪臭を放つ粘液になり、筋膜が露出する」[22]。病気が進行すると、傷が広がり皮膚が侵食され、筋肉と骨の深層部が露出する。患者はショック状態に陥り、体内の毒を排出するため、強い吐き気と下痢が始まる。痛みが耐え難くなり、しかも残念ながら意識障害が起こることはまれだ。患者は凄絶な試練のあいだずっと意識を保っている。ベルは次のように述べている。「昼も夜も患者の叫び声が聞こえる。一週間もすると消耗し死に至る。あるいはそれ以上生きのびたとすれば、潰瘍が侵食を続け筋肉を引き裂き、ついには大血管が露出し侵食され、失血死する」

この病気に関する英語による最初の記録は、一八世紀の海軍医によるもので、王立艦隊のじめじめした狭苦しい船室で発生した感染を目のあたりにした[23]。外洋で孤立した船でひとたび感染が起こると船員たちはなすすべがなく、まもなく、すでに悪臭が立ち込めていた船内に、腐っていく肉の胸が悪くなるような甘ったるい臭いが充満する。一七九九年の夏、医師は、ある船員がけんかをして耳を殴られるところを見た。軽い傷を負っただけだった。しかし、数日のあいだに潰瘍ができ顔と首の片側を侵食し、気管と喉の内部が露出し、船員は死亡した。

こうした話はいくらでもある。英国海軍艦船サターンで、ある水兵の陰茎の先に悪性の潰瘍ができた。何日かひどい苦痛が続き、その間に傷は黒ずんで化膿し、やがて組織が崩れ落ちた。乗船していた軍医の報告によれば「尿道全体と尿道球、陰嚢までかさぶたになって脱落し、かろうじて精巣と精巣動脈が細胞で覆われているだけになった」という。[24] 当然の帰結を強調しなくてはならないかのように、医師は書き加える。「患者は死亡した」

ベルは、化膿して組織を侵食する潰瘍ができたときは、できるだけ早く患者を病院から出すようにと助言する。「感染した壁に囲まれていなければ安全だ」と。[25] ベルが言うとおり、どこであれ「この死の館」よりはましだった。外科医は「学校か教会か、あるいは糞の山か馬小屋でもよいから、患者を移して寝かせておく」のがよいとする。他の者も同意し、「病院壊疽は、(略)明らかに超自然的な反応を刺激する不健全な空気によるものであり、したがってその治療では、何よりもこの有害な影響が及ぶ領域から移動させることが必要だ」と述べた。[26]

エリクセンの考え方も、違いはなかった。病院壊疽は空気の腐敗によって起こるという長いあいだ信じられてきた説に同意していた。しかし、発症した患者をほかの患者から隔離するのは困難だった。病気が流行すると、医学の問題は政治の問題にもなる。[27] 病棟を閉鎖し、新規の入院は見合わせなければならない。病院の経営者から外科医まで、流行の果てしない拡大を食い止めるため駆けずりまわった。

一八五二年のある日、リスターが患者の包帯から透明な体液が浸み出ているのを見たとき、頭のなかにこのことが浮かんだにちがいない。湿った包帯をはがすと、腐敗して潰瘍になった傷から強烈な臭いが漂ってきた。このたった一人の患者から、じきにエリクセンの病棟中に病院壊疽が蔓延するだろう。ただちにリスターは感染した患者の治療を担当するよう言い渡された。病院で研鑽を積むあいだに、こうした重要な仕事を任せられるようになっていた。

病院壊疽が猛威をふるうなか、リスターは奇妙なことに気がついた。いつものように患者たちに麻酔をかけ、感染した傷から茶色い糊《のり》状になって脱落しかかった組織をはがした。続いて、患部に強い焼灼作用と毒性がある硝酸水銀液を塗った。そのあと、症例記録に次のように書いている。「これで普通は、(略) 包帯の下で創がきれいに治癒し健康で整った傷になるはずだった[28]」。ただし一人の患者だけは、硝酸水銀がきかなかった。「たいへん体格がよい女性で、前腕にできた大きな傷が壊疽にかかった」。傷全体に「驚異的な速さで」感染が広がり、けっきょく、エリクセンが腕を切断することになった[29]。手術のまえ、リスターは石鹸と水を使って患者の傷と腕全体を徹底的に洗浄した。切断手術は成功し、切断部は完全に治癒した。リスターは、自分が手術前に腕を消毒したおかげだと考えた。

リスターは探求心をそそられた。焼灼液で傷を清拭《せいしき》し洗浄すると、なぜ大半の潰瘍が治癒するのだろう。リスターは瘴気に原因があるとする考えを否定はしていなかったが、ユニヴァーシティ・カレッジ病院の病棟で起きていることの原因が、汚染された空気だけにあるとも思えなかった。傷自体にも何か問題があるはずだ。患者の周囲の空気だけではなく――。感染した傷から採取した膿で注意深く顕微鏡用のスライドを作り、観察した。そこに見たものが頭のなかに焼きつき、ついには、ほかでもない自分の上司であり師であるジョン・エリック・エリクセンが支持する思想体系に疑問を抱くようになる。

のちにリスターは記録している。「ある創傷から脱落した組織を顕微鏡で観察し、ほぼ同じ大きさの物体をいくつかスケッチした。これが『病因物質（materies morbi）』ではないかと推測する。（略）おそらく寄生虫のような性質のものだろうという考えが、その時点からすでに私の頭のなかにあった[30]」

この発見をきっかけに、リスターは病院感染の原因について幅広く調べようと考えた。外科に対する熱意が戻ってきたいっぽうで、将来の道ははっきり見えないままだった。病棟外科医としてさまざまな症例をみるうちに、内科医になるという考えが頭に浮かんでいた。エリクセンのもとで研修を終えると、ユニヴァーシティ・カレッジ病院の上級内科医、ウォルター・H・ウォルシュの臨床補助——外科助手に相当する内科の職位——に指名され、受けることにした。リスターの甥のリックマン・ジョン・ゴッドリーによれば、このころ「外科より内科に引かれていた」という[31]。

リスターはＵＣＬの最終学年に、いくつかの科目で優等賞と金メダルを授与され、同輩から抜きんでた存在になった。これらの賞は栄誉あるもので、大学の医学部生とロンドンの教育病院で研修中の者たちのあいだで激しい競争がくり広げられる。リスターは「卓越した技能と（略）病院勤務での信頼できる実績、医学上の栄誉」によりロングリッジ賞を受賞し、四〇ポンドという多額の賞金を得た。医学部の二度目の試験では、金メダルと一〇〇ポンド相当の奨学金を受け取った。リスターは内気な性格を克服しはじめていたが、これは才能が認められたことと学生のあいだで信頼を勝ち得たことにもよる。一緒に住んでいた友人のサンプソン・ギャムジーは、リスターに次のような手紙を送っている。「きみがいなければ、ユニヴァーシティ・カレッジは賞を授与される人がだれもいない、つまらない存在になっていただろう。いまこの大学はロンドンで第二の地位にある。ガイ病院医学校がトップで、セントジョージ病院医学校が三番だ」[32]

とはいうものの、だれもがリスターの頭の回転の速さと探求心に引きつけられたわけではない。卒業するとき、生理学と比較解剖学ではリスターの名前は優等者のなかの末席だった。指導教官のウィリアム・カーペンターはこのような低い成績にしたことについてリスターに手紙を送っている。「きみの成績をこのようにつけざるをえなかった理由を伝えておくほうがよいと考えた。（略）私の質問に対する答えとして、きみが書いた答えはまったく不十分だった。根拠として独自の観察を数多く提示していたが、もしそれがなければ、そもそも優等者のなかに入れなかっただろう」[33]。カーペンターの判断にリスターは憤慨した。義兄のリックマン・ゴッドリー（のちにリックマン・ジョン・ゴッドリーの父親になる）に宛て書いている。「このことについては、それほど気にしていません。先生と話していて、問題はただ彼の著作を読んでいるかどうかということとだけだった、とわかったからです」[34]

リスターが、教授がこう言ったからという理由だけでそれを受け入れないことは、事実だった。[35]病棟外科医をしているあいだに経験した興味深い出来事、そして上司だからといって権威を受け入れはしないことをもっともよく示している例が、肝炎を患った六四歳の男性患者に関する対応だった。男性の尿は、胆汁物質が多すぎるのにくわえ尿糖も過剰だったので、リスターは糖が胆汁の組成に通常含まれるものなのか疑問に思った。答えを求め、最近就任したUCLの化学教授に尋ねたが、はっきりした答えは得られなかった。そのままにしておくことはできず、二頭のヒツジから胆汁を採取し、両方の検体に硫酸銅と苛性カリをくわえた。実験ではどちらの検体にも糖は認められなかったため、リスターは、その患者の状態は正常ではないと結論づけた。この研究でまた金メダルを獲得した。

一八五二年の終わり、リスターはイングランド王立外科医師会の試験に臨み、外科医として開業できる資格を得た。しかしまだ迷いがあり、この職業につくか最終的な決断を出せずにいた。一八五三年二月に、ウォルシュ医師のもとに戻る。今回は内科医補佐としてだった。外科の世界に入ることをためらい勉強を延長した期間は、父から財政的援助を受けていた。生理学と比較解剖学の優等者リストで末席だったこともあって、自信がもてず態度を決めかねていた。完全に資格を備え独り立ちして外科医の地位につくということは、自分が担当する患者に対する責任をすべて引き受けるということだ。判断がつきかねる症状や珍しい病気に直面したとき、自分のせいで患者に悪影響が及ぶかもしれないと懸念したのだろう。

将来を決めかねている様子ではあったものの、リスターの内にある科学的好奇心はまったく変わらず冷めなかった。相変わらず実験を行い独自に解剖を実践した。顕微鏡のおかげで、前任者や同輩や上司よりも、またかつての自分自身もなしえなかったほど、人体の秘密を深く探求することができた。それでもまだ、エリクセンの病棟で病院壊疽が発生したとき顕微鏡で見た微小な生物に関する疑問はとけなかった。これはいったい何だろう。そして、都市の大規模な病院の入院患者に起こっていることとどういう関係があるのだろうか。

シャーピー教授は、つねに何事もしっかり観察する人で、リスターが進路を迷っていることに気づき、大陸ヨーロッパの医学校で一年勉強してはどうかと勧めた。シャーピー自身、何十年かまえにヨーロッパに遊学したが、リスターも内科学と外科学に関する最近の動きについてもっと学ぶことができるだろう。シャーピーの意見では、パリがリスターの訪問先の第一候補だった。病棟は訪問者を迎えてくれる態勢が整っており、最近の臨床問題に関する講義にくわえさまざまな個人指導も行われており、解剖の機会も多々あった。しかしシャーピーは、弟子がまずスコットランドに行き、自分の親友であるジェイムズ・サイムのもとでひと月過ごすことを望んだ。サイムは、エディンバラ大学の有名な臨床外科学教授で、エーテルを使った業績により今やすっかり有名になったあの偉大なロバート・リストンの四番目のいとこにあたる。シャーピーとサイムは、炎症の特性と血液の循環に関する研究に取り組んでいたが、サイムは、リスターがこの研究に積極的に参加を願う熱心な学究の徒であると考えるかもしれない。シャーピーはそんなふうに思っていた。また、リスターのほうでもサイムのことをよい刺激を与えてくれる指導者だと感じるだろうと、信じていた。

そういうわけで、一八五三年九月、リスターは「オールド・リーキー(Auld Reekie: old Smokey)」(スコットランド語でエディンバラをさす。街が煤煙で覆われていたことから)行きの列車でスコットランドの首都に向かった。短い滞在の予定だった。

第五章 外科界のナポレオン

本物の才能をもつ人を、その職業で真に偉大になるための道へとまっすぐ導くなら、第一線で活躍するすぐれた解剖学者のもとに送るだろう。大きな病院で、病にかかった人を助け亡くなった人を解剖するとよい[1]――ウィリアム・ハンター

目の下の腫れは、ジェイムズ・サイム教授がエディンバラ王立病院の手術室にこもってすごした果てしない時間を物語っていた。サイムは背が低くがっしりした身体つきをしていたが、それ以外は外見に目立つ特徴はなかった。服装はおかしいくらい似あっておらず、大きすぎるサイズの服を適当に組み合わせているだけで、日によって変わることはめったになかった。いつも着ているのは黒い燕尾服で、首には固いカラーにチェックのネクタイをつけていた。これから会うことになっているロンドンから来た前途有望な外科医と同じく、サイムも軽い吃音にずっと悩まされていた。

サイムは身長は低かったものの、リスターがはるばる会いに来たときには、この分野の巨人になっていた。同僚から「外科界のナポレオン」と呼ばれており、当時五四歳だったが、それまでの二五年のキャリアをかけて、痛みをともなう処置を簡素にするというヘラクルスの試練のような難題に取り組んで得た名声だった。ハンドルがついたノコギリなどのがさつな器具を嫌悪し、単純な方法で十分な場合は、難しい方法を避けた。サイムは、自分が手がけるほぼあらゆる種類の手術で、時間と技術の節約を試みた。この姿勢は、話をするときの簡潔さにも表れていた。サイムの弟子だったジョン・ブラウンは、偉大な指導者について「むだな言葉はひとつもない。インクのひとしずくも、血の一滴もむだにしたことがない」と語っている[2]。

サイムの名声は、おもに足首の関節の切断手術で画期的な術式を開発したことによる。彼の名を冠したこの術式（「サイム切断」と呼ばれる）は、こんにちでも採用されている。サイムが革新的な技術を開発するまえは、足に開放骨折や治る見込みのない疾患があった場合、膝から下を切断したため、歩行に甚大な影響を及ぼした。膝下から切断することが多かったのは、断端までが長いと邪魔になるし、断端を支えにして歩けるわけでもないと考えられていたためだ。サイムが開発した方法を用いれば、患者は足首の切断部に体重をかけることができた。これは外科手術の驚異的な進歩であり、さらにこの方法は、膝下から切断するより容易で速かった。

麻酔が使われるようになるまえに訓練を積んだ多くの外科医と同様、サイムの手術は電光石火のごとく速かった――いとこのロバート・リストンと同じように。一分ほどで股関節から脚を切断したことがある。サイム自身この種の手術を行うのは初めてだったが、股関節からの切断はスコットランドでも初めてだったので、なおのこと驚異的だったといえよう。もちろん、手術中にやっかいな問題が起きることもあった。サイムが関節のすぐ下で大腿骨に最初の切開を入れると、割れるような音が手術室に響いた。サイムがすばやく脚を切断すると、助手が動脈を結紮するために押さえていた手をゆるめた。サイムは、そのときの恐怖を次のようにつづっている。

> すさまじい出血に慣れていなかったら、私はうろたえていただろう。（略）とにかく、大量の動脈血が何本もの筋のようになって噴き出したのを見て、もう動脈を閉じられないと思った。この驚愕の光景を眺めている時間はなかった。ひとめで、全力を尽くさねば患者が救えないことがわかった。数分後、一〇本から一二本の結紮糸を使って出血は食い止められた。[3]

のちに、このときの処置について「もっともたいへんで血みどろの外科手術」だったと回想している。

サイムは恐れを知らなかった。ほかの外科医が断った手術でも、メスをふるった。一八二八年、ロバート・ペンマンという男性が切羽つまってサイムのところにやってきた。八年前、下顎の骨に線維性腫瘍ができた。そのときには鶏卵くらいの大きさだった。地元の外科医が大きくなった腫瘍に押された歯を抜いたが、腫瘍はさらに大きくなった。処置がうまくいかなかったため、ペンマンはリストンを訪ねた。当時リストンは、エディンバラ王立病院の患者から二〇キロの陰囊腫を摘出して有名になっていた。しかし、ペンマンの肥大し膨張した顔を見て、不屈のリストンも青ざめる。腫瘍の大きさと位置から、手術が不可能だと考えたのだ。難しい症例でもほぼ引き受けてきた外科医が断るとは、死の宣告に等しかった。リストンが手術しないなら、だれが手術するというのだろう。

ペンマンの症状は悪化し、ついに食べたり呼吸したりするのさえきわめて難しくなった。腫瘍は二キロを超え、顔のほぼ下半分を覆っていた。そこでペンマンはサイムのもとにやってきた。サイムは当時二九歳だったが、型破りな方法で手術に取り組むことですでに有名だった。

手術当日、ペンマンは椅子に座らされ手足を拘束された。エーテルもクロロホルムもまだ発見されていなかったので、麻酔は施されなかった。患者が落ち着くとサイムがメスを手にして近づいた。当時、顎にできた腫瘍の手術は、まず中央部にメスを入れそこから周辺へと切除範囲を広げていくものだった。サイムはこれとは異なる方法を考えていた。初めに、腫瘍に覆われていない部分の下顎骨に切開を入れ、腫瘍とその周囲の健康な組織を切除して、腫瘍を完全に除去する。苦悶の時間が二四分続き、その間サイムは骨にできた腫瘍を切り刻んだ。腫瘍と顎の骨の切片が大きな音をたてながら次々と足元のバケツに落ちていった。見ている人たちは、こんな恐ろしい試練を耐えられる人がいるとは信じられない思いだっただろう。しかし、あらゆる苦難を乗り越え、ペンマンは生きのびた。

手術からかなりたって、サイムは街でこのときの患者に出会い、顔の傷がひじょうに小さかったので驚いた。引っ込んだ顎は豊かな顎ひげに隠れていた。ペンマンを見ても、あれほど激しい手術を受けたとはだれもけっして気づかないだろう。サイムは満足してそう結論づけた。

サイムはペンマンに施したような手術を数々こなし、ひじょうに思い切ったことをする外科医という評判を得た。一八五三年九月のうらさびしい日、ジョゼフ・リスターはこの先駆的な外科医に会うためエディンバラに到着した。UCLの指導者、シャーピー教授がしたためた紹介状を手にしていた。エディンバラはロンドンより面積は小さいが人口密度は高い。産業が発達する都市の人口過密はイギリス中で問題になっていたが、エディンバラの閉所恐怖症を引き起こしそうな居住環境は、一八五〇年代の住宅不足も相俟って悪化したものだった。さらに二年前まで続いていたジャガイモ飢饉（一八四〇年代後半にヨーロッパで流行したジャガイモの疫病の影響などによりアイルランドはジャガイモが不作で大飢饉に見舞われた）の壊滅的被害を逃れ流入してきた何千人ものアイルランド移民もこれに拍車をかけた。

エディンバラ市内のある地域では、一軒の家に平均二五人が生活していた。三分の一以上の世帯は、一部屋しかない家に住んでいたが、家の広さは、一辺が四・三メートル、もう一辺が三・三メートル程度が普通だ。[4] 囲い込まれた狭い敷地に多くの家がびっしり立ち並んでいた。エディンバラは一二世紀に住民を守るため築かれた防御壁があり、旧市街を拡張することは困難だった。その結果、住居は上に向かって、危険な高さまで拡張する。建築基準が厳密に守られているとはとてもいえない時代だった。危なっかしい構造の建物はゆうに一〇階を超え、各階は下の階より広く、覆いかぶさるように飛び出しており、こうした崩れそうな建物の最上階によって日ざしがさえぎられていた。もっとも貧しい人たちが一階に住んだ。家の周囲を家畜がうろつき、入り口のすぐ外はむき出しの「下水溝」で、人間の排泄物があふれていた。

　こうした地域では、人口の増加にともない犯罪率が急上昇していた。[5] リスターがエディンバラに来た年、さまざまな犯罪で一万五〇〇〇人が警察に捕まっている。犯罪には窃盗から「煙突に火をつけるようけしかける」ことまであった。逮捕された犯罪者のうち、数千人が傷害と公共の場での酩酊《めいてい》だった。刑罰はしばしば正当な手続きを踏まず恣意的に科された。警告を受けるだけですむ者もいれば、収監され、鞭打たれ、あるいは死刑になる者もいた。罪を犯した者のかなりの部分を占めていたのが一二歳未満の子どもで、多くはその後、「貧民学校」――困窮している子どもを無料で教育する慈善団体――に送られた。

　旧市街のスラムは、膿んで腐敗した傷のようだった。清潔な水やトイレなど快適な生活に必要なものがなく、エディンバラのある住民が「この時代はゴミや不用物を通りに積み上げざるをえなかったので、空気はひどく汚染され、ほとんど耐え難いほどだった」と述べている。[6] 狭い場所におおぜいの人が密集することによる汚染と不衛生は、チフスや結核、回帰熱など毒性と伝染力が強い病気が発生するには、うってつけの環境だった。

　一見すると崩れそうな街だったが、エディンバラには何ともいえない不思議な活力があふれていた。リスターが列車から降りたとき、この街は、醜聞と殺人にまみれていたにもかかわらず、外科学では世界をリードしているとすでに評判になっていた。わずか二五年前のこと、ウィリアム・バークとウィリアム・ヘアの悪名高い二人組がエディンバラの通りをうろつき、次の犠牲者を探しては近づいて声をかけた。二人は一〇か月のあいだに一六人を絞殺し、異様に新しい死体を、市内で解剖学校を運営していた外科医、ロバート・ノックスに売った。ノックスは、二人がひそかに行っていることには見て見ぬふりをしていた（バークとヘアは、犠牲者に見覚えがある見学者が解剖教室にいたことから、ついに逮捕される。ヘアは死刑になることを恐れ、相棒のバークに不利な証言をした。ヘアは共謀の罪を免れ、バークだけが縄につるされた。運命は物語のようにもつれ、バークの死体は何百人もが立ち会うなかで解剖に付される。慎重に皮膚がはがされ、その皮膚を使ってちょっとした不気味な品物、たとえば皮膚で装丁した小型本などが作られ、血を求めて喜ぶ人たちに売られた）。

　バークとヘアが残忍な行為に走ったのは、一九世紀初頭のイギリスでは、新鮮な死体を解剖学校に提供するのが儲けのよい商売だったためだ。そのころ、解剖用として合法的に入手できるのは絞首刑になった殺人犯だけだった。私立の医学校が増えると、それだけでは死体が足りなくなる。その結果、街には「死体発掘人（resurrectionist）」（文字どおりには「死者を復活させる人」）とも呼ばれる死体泥棒がはびこった。彼らは冬のさなかに暗闇にまぎれ仕事をする。スコットランドの凍《い》てつくような気候のため死体の腐敗があまり進まないからだ。木の鋤《すき》と鉄の鎌を使って、墓の端の遺体の頭があるあたりに小さな穴を掘り、棺のふたを引きはがして死体を引きずり出す。男たちは少人数の集団を組んでひと晩に六体もの死体を掘り起こすこともあり、死体を売った儲けを独り占めしようとしばしば争った。

　死体の盗難があまりに多かったので、エディンバラの墓地に眠る死者を守るため、思い切った手段がとられた。遺族たちは埋葬区画に「死体用金庫（mortsafe）」を置いて、つまり鉄格子で覆って、愛する故人を守ろうとした。さらに鉄格子の周囲を石材で覆ったので、相当な労力をかけないかぎり鉄格子をこわすことはほぼ不可能だった。教会墓地の管理人は、ばね銃（ばねに触れると弾が発射されるようにしかけてある銃）と簡単なしかけの地雷を準備して墓地を守った。地元の人々は「墓地クラブ」を結成し、新しい墓ができると、遺体の腐敗が進んで解剖学校で使えなくなるまで何週間も不寝番をした。子どもの死を悼むある父親は、「恐ろしい装置がついた小さな箱を棺の上に四隅から張った針金で取りつけた」という。子どもを納めた棺が降ろされると、父親はこの初歩的な戦闘装備に火薬を込め「隠し装置で処刑できるよう準備を整えた」[7]

　一八五三年までに、死体泥棒の非道な行為はイギリス中で終息した。引き取り手がいない貧しい人の遺体を合法的に解剖できる法律が成立し、医療関係者に多くの遺体が提供されるようになったのだ。しかし、リスターの新しい指導者たち——まもなく喜んでリスターをエディンバラに迎え入れることになる大学教授たち——は過去の時代の産物だった。亡くなったロバート・リストンでさえ、「オールド・リーキー」で教えていたとき、ある意味で手を汚していた。死体売買が盛んだったころ、自分が雇った死体泥棒の一団を、同僚が使っている集団の縄張りに送りこんだのだ。ライバルの解剖学者とのあいだに、修復できない溝が生じることになった。

認めたくはないが、過去数十年、死体泥棒と彼らが解剖学者に提供した何千もの死体がなければ、エディンバラは外科学で先端をいく地として世界が羨《うらや》む名声を得られなかったに違いない。エディンバラがそういう地位を確立していなければ、リスターが大陸ヨーロッパの医学研究機関の訪問に先立ち、わざわざサイム教授に会いにいくこともおそらくなかっただろう。

もっとも、エディンバラ王立病院の医師たちの激しい対立について知らされていたら、ここに逗留《とうりゅう》することを考え直したかもしれない。エディンバラに行くと決めたことを父に告げる手紙で次のように書いている。「ロンドンにいたときと変わらず、嫉妬深いライバルと競ったり、二流の医者たちと言い争ったり、そういう仲間にくわわったりはしません……。元来、けんかや口論は大嫌いだし、実際、自分にそういうことができるとも思いません」[8]。内気で控えめな青年ジョゼフ・リスターは、このときまで争いごとにまったく不慣れだったにもかかわらず、ライオンの巣に足を踏み入れようとしていた。

病院内の紛争に中心人物の一人としてかかわっていたのが、サイム自身であり、ときに天才の暗い一面が露呈した。彼は怒りっぽいたちで、しかも生涯にわたって恨みを抱きつづけるという極端な傾向があった。産科医のジェイムズ・Y・シンプソンが、手術時の出血を抑えるには自身が考案した針圧止血法という処置を使うとよい、と小冊子を作り提案したところ、サイムは、手術室に駆け込んでメスを取り出し、おおぜいの見学者の目の前で冊子をずたずたに切り刻んだ。「諸君、針圧止血法の価値はこんなものだ[9]」

対立した相手が和解を試みても、サイムの癇癪とプライドがしばしば邪魔をした。同僚のジェイムズ・ミラーは、針圧止血法の提唱者のシンプソンと親しかったことから長年サイムと対立していたが、そろそろ仲たがいをやめようと考えた。ミラーは最近病に倒れ、死期が近いと悟っていた。一八六四年、ミラーはサイムの自宅を訪ねる。家に入ると、不機嫌な外科医は、火が激しく燃える暖炉の前に立ち、手を後ろで組んでいた。ミラーはサイムに最後の別れを告げに来たと言い、仲直りに手を差し出した。サイムは目のまえにいる弱々しい人間に向かって冷たい視線を送り、手も差しのべずに答えた。「ほう、きみは謝罪に来たというわけか。よろしい、許そう[10]」。ミラーはそれ以上何も言わずに長年のライバルの家から立ち去った。

サイムはよく揉めごとを起こすので、それがキャリアのなかで障害になることや、よい方向に働いたこともあった。外科医になって以来、リストンとはほかのだれよりも緊密な関係だったが、あるときから仲たがいしていた。対立は、こまごました意見の相違が続いたところへ、いとこ同士の職業上のライバル意識が相俟って発展したようだ。たとえば、リストンは止血帯の価値を認めず、左手で押さえて止血するほうを好んだが、リストンより小柄だったサイムは、声を大にしてそういう原始的な方法に反対した。二人の敵対心が転換点を迎えたのは、一八二九年、リストンの勤務するエディンバラ王立病院の外科医のポストにサイムが応募したときだった。サイムは採用されなかった。病院の経営者が、二人が病院にいると争いが起こって療養中の患者が動揺するだろうと考えたからだった。

サイムは、自分を憐《あわ》れんで多くの時間やエネルギーを費やしはしなかった。その年のうちに、チェンバーズ・ストリートで手入れされないまま放置されていたミント・ハウスという邸宅を買いとり、自分の病院にしようと計画した。[11] それほどの資産家とはいえない人間としては思い切った行動だった。この建物を改装して、だれもが利用できる二四床の病院にした。事業の資金を集めるため、支援をしてくれそうな市内の裕福な人々に登録台帳を回した。台帳がリストンの手に渡ると、リストンは書き込んだ。「インチキ療法のペテン師に支援はしない[12]」

リストンの無作法なふるまいをよそに、ミント・ハウスは大盛況だった。サイムは三年間で八〇〇〇人の患者を治療し、一〇〇〇件以上の手術を行った。切断、肘や膝の切開、「硬性がん乳房」の乳房切除術などである。そして一八三三年にエディンバラ大学の臨床外科学講座に空席ができたとき、サイムは、個人で設立した病院の運営という新たな経験を積んだ自分こそ理想的な候補者だと考えた。リストンも同じポストに応募したが、いとこ同士の争いは若いほうが勝利した。

六年後、リストンからサイムに連絡があった。当時リストンはロンドンに移り住み、ＵＣＬでサイムと同等のポストについていた――のちにエーテルを使った歴史的な手術を行い、医学生のリスターが居合わせることになる。疎遠になったいとこに宛てた手紙でリストンは和解したいと伝え、医学用語を使ってサイムに願い出る。「我々の立腹と創傷を石膏《せっこう》で固定するのでなく、瘢痕《はんこん》化（傷などによる組織の欠損が、肉芽組織の形成を経て修復された状態）によって完全に治癒させることはできないだろうか」と。[13]嘆願の最後は「きみが思っているほど私は悪い人間ではない」としめくくられていた。サイムは和解の申し出を受け入れ、関係を修復した。

サイムは、間違いなくエディンバラで自分の居場所を見つけていた。外科医の狭い世界には、確執と噂と嫉妬が渦巻いていた。どの外科医もだれかと、あるいは何らかのことで争っているようだった。たしかに、エディンバラはロンドンよりさらに熱を帯びていたかもしれない。ロンドンでは、医学上の論争をめぐり外科医が決闘になったこともあったのだが。[14]

リスターは、エディンバラに到着するとまもなく、新しく開発された地域のサウス・フレデリック・ストリートに仮住まいの下宿を決めた。九月の気候は温暖ではあるものの、きまって陰鬱な気分にさせられた。毎日のように、空に大きな雨雲が重くたれこめ街中に影を落とし、湿気はいつまでも消えそうになかった。リスターは、一か月だけここにいたらヨーロッパに向かい、もっと日ざしのある田園地帯ですごすつもりだった。下宿に落ち着くと、サイムに紹介状を渡しにいった。サイムは、エディンバラの外科学界にあたたかく迎えてくれた。

サイムは、エディンバラ王立病院で三つの病棟を監督していた。リスターにとってこの病院は驚嘆するものだった。病床数は二二八で、ロンドンのユニヴァーシティ・カレッジ病院の二倍である。一九世紀の基準では大規模だ。[15] 一七二九年に創設されたときは、入院患者は四人しか受け入れられなかった。一七四一年、ハイスクール・ヤード（のちにインファーマリー［病院］・ストリートとして知られるようになる）に新棟が建設された。その後も、一八三二年、さらに一八五三年に、病院は拡張された。やがて、王立病院はドラモンド・ストリートとハイスクール・ヤードのあいだの一画全体を占めるようになった。王立病院は、正面の幅がサッカー・フィールドの長辺の五分の三くらいあり、両端に約六メートルの幅の翼棟が直角に連結されていた。五階建てで、厨房が二か所、そのほか薬局、使用人部屋、食堂、そして「精神病患者用の独房」が一二あった。建物の中央には広い階段が大動脈のように通っており、介護者は骨折や脱臼、あるいは重傷を負った患者を「ストリート・チェア」で難なく病棟に運ぶことができた。多くの患者は二階と三階に収容され、手術が必要な患者は、新鮮な空気に近い四階で療養した。最上階に広い手術室があり、外科学を学ぶ学生が毎週二〇〇人詰めかけ手術を見学した。

　ユニヴァーシティ・カレッジ病院ではリストンとポッターの死後、手術台が減らされていたため、リスターがエリクセンのもとで成長したいと思っても制約があった。エディンバラ王立病院は、待ち望んでいた臨床経験が得られるまたとない機会だった。リスターは到着してまもなく、父親に書き送っている。「一日が倍の長さだったら、やれることがもっと多くあります。外科医として現場に立つなら、きっとそういう経験が生涯にわたり貴重になるでしょう」[16]。リスターのエディンバラ滞在は幾度となく延長された。

まもなくリスターは、サイムがもっとも頼りにする部下となって、王立病院でより多くのことを任されるようになり複雑な手術でサイムの助手を務めた。姉のメアリーに宛てた手紙で、前日は朝五時に緊急手術を手伝うためサイムに起こされた、と書いている。「サイム先生は、私が手術をおもしろいと思うと考えたから」だという。姉への手紙の続きには、スコットランドに一か月だけ滞在しようとしていたが予定が変わった、と書かれている。

今ここで経験していることは、どんな本からも、いや、ほかのどんな人からも学べなかったことを教えてくれます。ガワー・ストリートのあの小さな病院でできることはかなり限られてしまいましたが、ここでは毎日、貴重な経験を積み重ねています。とても満足しているので、いろいろなことがうまくいけば、ここで冬を過ごすのは自分にとって好都合でしょう。そのために大陸の訪問がすっかり短くなったとしても。[17]

数日後、サイムは愛弟子のために「定員外補助員」という職をひねりだした。病棟外科医の席はすでに埋まっていたからだ。[18]リスターは、すでに完全な資格をもつ外科医であり、イングランド王立外科医師会のフェローでもあったが、むしろ学生に適しているようなこの職位を受け入れた。これは、サイムが彼に与えた影響がいかに大きかったかを物語る。同様にサイムのほうでも、リスターのために職を設けほかの学生をさしおいて指名したということは、明らかにリスターからひじょうによい印象を受けていたのだろう。

サイムはリスターの経歴に大いに関心をもち、王立病院でも病院の外でも頼りにするようになった。自分の臨床講義の内容を発表に向けて報告書にまとめるという重要な仕事をリスターに任せた。最初のものは、『医学月刊誌』に掲載され、リスター自身が顕微鏡で観察した骨腫瘍の細胞構造についても盛り込まれていた。すぐに二本の論文も発表された。ひとつはサイムが行ったカルブンケル（癰［よう］とも呼ばれる皮膚疾患）の手術に関するもので、もうひとつは痛みと腫れに対する反対刺激として焼き鏝《ごて》を使って焼灼することについて論じていた。どちらの論文も、リスターが独自に執筆した部分があった。

リスターはサイムからおおいに刺激を受けていた。家族に宛てた手紙で、ほとばしるような思いを書きつづっている。「外科学をどれほど愛しているかで、どれくらい外科学に順応できるかがわかるというのなら、間違いなく私は外科医に向いていると思います。治療のために血にまみれ肉を切らねばならないこの診療科で毎日どれくらい充実感を味わっているか、ご想像いただけないかもしれません」[19]。リスターはサイムにすっかり魅了されていたので、その称賛の気持ちが妥当であることを父に説明しなくてはならなかった。というのも、父はそのまえの手紙で、一人の人にあまり影響されすぎないよう気をつけたほうがよいと助言していたのだ。なかば冗談めかして、なかばまじめに、ラテン語で「Nullius jurare in verba magistri（いかなる主人にも忠誠を誓ってはならない)」(ホラティウスの書簡集からの引用に基づく。この引用の一部が王立協会のモットーになっている)と書いている。[20]

父親は案じたが、リスターはサイムの手伝いに費やす時間は正当だと主張する。「外科に関する先生の斬新な見解を広めるお手伝いができてうれしく思います……。先生の講義が出版されなければ、先生がいなくなると同時にその知見も失われてしまうでしょう」と書いている。[21] さらに、主人に忠誠を誓うなという父の警告に理屈としては同意するが、よくよく考えてみてもサイムは忠誠を誓うに値する「偉大な主人」だと、伝えている。

リスターが年長の外科医に心酔していることに気づいたのは、ジョゼフ・ジャクソンだけではなかった。リスターがけんか早いスコットランド人と親しくなったという噂は、ロンドンにも伝わっていた。医学を学んでいた友人のジョージ・ブキャナンがリスターをからかっている。「なんと！　きみはいつも幸せなやつなんだな。ほんとうは最悪の状態なのに(略)。きみの名前を論文で見た。サイムの養子になって彼のかわりに症例を報告していたね」。ブキャナンも警告をつけくわえている。「外科界に残るならサイムと同等になるがいい。でも、あの露骨な尊大さは身につけないよう願っている」[22]

他人の心配をよそに、リスターはサイムの指導のもとで大きく飛躍した。王立病院で、ロンドンよりはるかに多いさまざまな症例に立ち会った。当時の外科医はみなそうだが、リスターも、治療がうまくいかず患者が死亡する経験をした。それでも心から満足を覚える瞬間もあった。あるとき、若い男性が首を刺され王立病院にやってきた。当時は普通なら致命傷になる。

この男性は、幸運でもあり不運でもあった。まず、ナイフは頸動脈をはずれていた。頸動脈を切られたら即死である。いっぽう、気管に血がたまり次第に空気を取り込めなくなっていた。目撃者の一人が指摘している。「破れた動脈からゆっくり少しずつ流れる血がどれほどの量になるか……そこにふたつの命のゆくえがかかっていた」[23]。この若者が死ねば加害者は間違いなく絞首刑になるからだ。

サイムとリスターは時間をむだにしなかった。若者は、王立病院の階段を四階分運び上げられ、最上階に送られた。そこで二人の外科医が手術の準備を始めていた。事態はすぐ病院中に伝わり、まもなく手術室は事件の展開を見ようと押し寄せた外科医と学生でいっぱいになった。患者が自らの血で喉を鳴らしむせているそばで、死ぬ瞬間を目撃するかもしれない見学者たちは手術室で患者に見入っていた。見学者の一人は、全員の表情に「好奇心が心配と不安に変わっていくのが見てとれた」と書いている[24]。

リスターに比べるとサイムは冷静で落ち着いているように見えた。恐ろしい責任が自分にのしかかっているのを認識しているのは明らかで、この流血事件をまえに気を引き締めているようだった。サイムはメスをとり患者の首に上から下へ長い切開を入れた。たちまち切開口から血が流れ出てたまっていく。そのまま手をとめず、損傷した動脈に向かってすばやく切開をくわえた。のちにサイムは次のように書いている。「あのとき自分のおかれた立場を考えると今でも身震いがする。手元がほんの少しでも狂うと即座に頸動脈から出血し死に至る。縫合針の方向を誤れば、ごくわずかなミスであったとしても頸静脈から出血し抑えられなくなっただろう[25]」

時計の針が進む。見学者が身を乗り出したが、見えるのは「傷口から噴き出す血と外科医と助手のすばやい指の動きだけ」だった。患者の顔が「ぞっとするほど青白く」なった。リスターの顔は、記録によれば「徒競走でもしてきたように」汗にまみれていた[26]。

二人の外科医はさらに続ける。サイムは傷口を指で押さえ、あまり鋭利でない針と絹糸を使って動脈を縫合しはじめた。とつぜん、患者の首から血が噴き出し、木の手術台に流れリスターの足元にたまって固まりはじめた。見学者は息をのんだ。患者はじきに死ぬだろう。だがサイムはぬるぬるした動脈の縫合を続け、リスターは広げた傷口から血をスポンジに吸わせた。緊迫した数分間が過ぎ、サイムとリスターは手術台から離れた。傷口が見学者から見えるようにするためだ。出血は止まっていた。

手術室は一瞬静まり返った。何が起こったかわかると、見学者たちは二人の外科医に割れんばかりの喝采と歓声を送った。

一八五四年一月、リスターはサイムのもとで病棟外科医になった。すでにこの役割をある程度務めていたが、正式に任命されると一二人の助手が配置された。ユニヴァーシティ・カレッジ病院にいたときの三倍である。ほどなくして二三人に増えた。サイムは、仕事をするにあたっては、対等な立場で取り組むのであり、「病棟外科医」は肩書にすぎないと明言した。通常の症例の治療については干渉しないと約束し、リスターに、すでに病棟にいる患者のなかから自分が担当する患者を選ぶ権限を特別に与えた。こういうことは、ほかの病棟外科医はどんな病院でも望めなかっただろう。ただし、リスターはスコットランドでは必要な資格をまだとっていなかったため、王立病院の手術ではサイムの助手を務めるだけで、自分が主になって執刀することはできなかった。

すぐにリスターは、一緒に仕事をする人たちから尊敬と称賛を集めた。[27] ＵＣＬではきまじめで礼儀正しいふるまいが目立っていたが、自分が監督する、若くときに粗暴な研修医たちのなかにとけこんでいった。部下たちのために豪勢なディナーパーティーを開いたり、さらには、地元の怪しげな医者が立てた看板を一緒になってこわしたりもした。勝ち誇った暴徒たちは看板を持ち去り、病院の庭で儀式めいたやり方で看板を燃やした。

助手と補助員は、サイムを「マスター」、リスターを「チーフ」と親愛の情をこめて呼び、リスターは生涯こう呼ばれることになる。ハンサムな外科医は、スタッフの一人からとくに気に入られていた。王立病院の総婦長で看護スタッフをたばねている手ごわいミセス・ジャネット・ポーターだった。

リスターが着任したころ、看護婦は技術や訓練を必要とされ使命感をもって取り組む職業ではなく、あまり尊敬されてもいなかった。裕福な家庭の教養ある女性は、男性の身体に直接触れ、監督も受けず一人で男性患者に対応することもある職業につこうとは思わなかった。のちに看護に革命をもたらし衛生管理手順を確立して称賛されるフローレンス・ナイチンゲールは、当時はまだ衛生管理手順を開発している途中だった。さらに、国際赤十字が創設されるのは九年先で、一九世紀後半になると国際赤十字が看護婦養成の役割を担うようになる。

　看護婦の採用基準が低かったため、リスターと仕事をしていた看護婦たちの力量にはばらつきがあった。ナイチンゲールはエディンバラ王立病院に自ら足を運んだことがあったが、看護スタッフの管理は「無法地帯」だと感じた。「酔った夜勤の看護婦を毎晩ストレッチャーで運ぶ」のが上級病棟外科医の仕事になっている、と述べている。[28] この好ましからざる仕事は、サイムのもとで働きはじめた最初の年、リスターにも降りかかっていたことだろう。事実、しょっちゅう二日酔いになっては病院のベッドで酔いをさます看護婦がいて、リスターは何度か注意した。

　リスターを崇拝していたミセス・ポーターは、アルコールに溺れる怠け者の対極にいた。外科医たちを厳格に統制し、病院管理のすべての責任が自分一人の肩にかかっているかのごとくふるまった。リスターが病院に来たとき、ポーターは、すでに一〇年以上にわたり患者の世話をしており、自分の地位を固めていた。執務室には、担当する病棟で仕事をした医師たちの写真がまるでギャラリーのように並べられていた。何年にもわたり、古参の看護婦と新しい看護婦の橋渡しをし、彼女を知る者から敬愛され恐れられもした。のちにリスターの治療を受ける詩人のW・E・ヘンリーは、ポーターについて「意味ありげな灰色の目は、意地悪そうにみえるときもあったが、深い洞察力がうかがえた」とし、「おだてたり叱ったりはねつけたり、いろいろ言うスコットランド人」だと書いている。[29] サイムのもとで仕事をする者の例にもれず、強い責任感にあふれていた。ヘンリーは「医師たちは彼女を愛し、からかい、その技能を活用した」が『チーフ』自身、彼女を半分恐れていた」と伝えている。

新しく着任したリスターはミセス・ポーターと何度もぶつかった。あるときポーターは、リスターが病棟にあった火かき棒を使って冷湿布の薬剤を細かくしているのを見つけた。ある記録によれば「ポーターはひじょうに興奮して、リスターから湿布剤と火かき棒を奪い取り、大声で抗議しながら厨房に引っ込んだ」という。[30]

騒動は多々あったものの、ミセス・ポーターは、リスターが心地よく過ごせるよう母親のように気を配っていた。それがもっともよく表れているのが、リスターが一八五四年の風の強い日曜の午後に、UCL時代の同級生ジョン・ベドーと足場の悪い山道を歩いていて怪我を負ったときだった。そこは「猫の爪あと」と呼ばれ、重厚な砦のようにエディンバラを見下ろす、ソールズベリー・クラッグズという岩山に登るジグザグ道だった。[31] ソールズベリー・クラッグズはエディンバラの中心から南東八〇〇メートル足らずのところにあり、高さは四六メートルほどで崖になっている。石炭紀にあたる三億四〇〇〇万年前ごろ氷河によって浅い海に堆積した岩床《シル》だ。リスターはその高さに怖気づき気がすすまなかったが、ソールズベリー・クラッグズの急斜面を登り高い場所からエディンバラの壮麗な景色を見ようという友人の誘いに応じたのだった。友人のベドーは、偉大な思想家はみなここに登ったとリスターを説得した。小説家のサー・ウォルター・

スコット、詩人のロバート・バーンズなどだ。チャールズ・ダーウィンも登った。散歩をこよなく愛するダーウィンが一人でソールズベリー・クラッグズを散策したのは、地質学者ジェイムズ・ハットンの「ディープ・タイム」という概念（地形の形成には想像を絶する長い時間がかかっていることを指す）に触発されたからで、のちにこの概念が進化論に重要な役割を果たすことになる。ベドーにとってソールズベリー・クラッグズは、「やり残すわけにはいかない大事業」だった。

そういうわけで、二人はゆっくりと登山を始めた。一歩進むたびに市街地が遠くなる。半分の地点まで来たとき、リスターは頂上まで行きつけるか不安になり、先を行く友人に大きな声で言った。「目まいがするんだ。今日登りきるのは、無茶かもしれない[32]」。ベドーはリスターの目に不安を見てとったのだろう。あるいは彼自身も疲れてこれ以上進めなかったのかもしれない。引き返すことに同意した。

二人が来た道をたどっていると、ベドーが足を滑らせ大きな石をはじいた。リスターが何かがころがるような音に気づき見上げると、ちょうどベドーと大きな石がこちらに向かって落ちてくるところだった。リスターは崖を背にして身をかわし、ベドーは何とか立ち上がったが、石がリスターの腿を直撃した。ベドーによると石は「斜面を弾みながらころがり落ち、ホップスコッチ（「ケンケンパ」に似た遊び）をしていた子どもたちをよけるようにうまく素通りして」いった[33]。

ベドーはすぐに、怪我が深刻だと判断した。負傷した友人を残し、急いで「猫の爪あと」を駆け下り、まもなく患者を運搬するカゴと四人の男をともなって戻ってきた。男たちは傷を負ったリスターをカゴに乗せ病院まで神妙に行進した。王立病院の門の前には、ミセス・ポーターが泣きながら手を揉んだりさすったりして立っていた。強いスコットランドなまりで、かわいい外科医をひどい目に合わせたとベドーをなじった。「ちょっとぅ、ドクトー・ベドュー！　ドクトー・ベドュー！　なぁにぃをやってたぁー。イングランド人てぃー、ばかだぁ。安息日にばかさわぎぃするなんてぃー[34]」

リスターは数週間寝たきりで、またもエディンバラでの滞在が長引くことになる。幸い骨は折れていなかったが、脚にひどい打撲傷を負っていた。もう少しで二人とも死ぬところだったと思うと、ベドーはたまらない気持ちになった。何年ものちに、もしリスターが死んでいたらどれほど歴史が変わっていただろうとふり返る。「あの夏、自分のせいで友人のリスターが死んだとしたら、世界はどれほどの人を失うことになっただろうか[35]」

第六章　カエルの脚

あらゆるところで疑問がわいた。何ひとつ説明がつかないままだった。すべてが不安と困難に満ちていた。おびただしい死者の数だけが疑いようのない現実だった。[1]――イグナーツ・ゼンメルヴァイス

戦場に大砲の轟音が鳴り響いた。砲弾が風を切って飛び、弾道にいた者の肉を裂き吹き飛ばした。四肢がちぎれ内臓が飛び散り、血が草を真っ赤に染めたが、多くの負傷者はあまりの怪我の激しさに声も出せなかった。リチャード・ジェイムズ・マッケンジーは、それまで身をもって戦争の恐怖を味わったことがなかった大半の若者と同じく、戦場で待ち構えていたことにまったく準備ができていなかった。装備といえば外科用器具とクロロホルムが入った雑嚢《ざつのう》くらいだったが、クリミア戦争初期の一八五四年、ロシアと戦っている第七二連隊ハイランダーズに入隊したのだった。

マッケンジーは三三歳、サイムのもとで副外科医をしていたが長期休暇をとり軍医に志願した。マッケンジーとリスターは同じ時期にサイムのもとで働いていたが、立場は異なっていた。マッケンジーはリスターより年長で、すでに何年も王立病院で仕事をしていた。病院勤務のあいだにサイムのもとで、有名な足首関節の切断術を含む多くの外科技術を習得した。サイムと緊密な関係を築きながら仕事をしてきたことから、エディンバラ大学の教授の多くは、いつかマッケンジーがサイムのあとを継いで臨床外科教授——王立病院の病棟に常勤で配属されるので、外科学講座の三つのポストのなかでもっとも人気があった——になるだろうと信じていた。しかし、軍事外科学講座教授のサー・ジョージ・ボーリンゴールが引退を表明したとき、マッケンジーは一気に高い地位に駆けあがるチャンスだと考えた。この地位を確実にするために足りない唯一のものが、戦場での経験だった。

マッケンジーはエディンバラを出発するとまもなく、自分がもっているわずかな医薬品はたいして役に立たないと気づいた。何より不安を覚えたのは、銃弾や砲弾ではなく、戦場の不衛生な状態が戦う兵士に及ぼす影響だった。本国に送った手紙で次のように書いている。「ご想像のとおり、ひどい状態です……。死者が多いことより病人が多いことのほうがたいへんです[2]」。野営地では、マラリア、赤痢、天然痘、腸チフスが猛威をふるい、戦闘が始まらないうちに部隊の精力が奪われていた。マッケンジーは、兵士たちが「弾を打ちもせず、敵の姿さえ見ないうちに戦場で朽ちていく」のを嘆いた。

九月二〇日、好機が訪れる。クリミア半島のアルマ川南の傾斜地で、フランスとイギリスの同盟軍はロシア軍と交戦した。クリミア戦争で初めての大規模な戦闘だった。同盟軍は勝利をおさめたものの、多数の死者を出した。同盟軍側の死傷者は二五〇〇人、ロシア側はその倍だった。アルマの戦いは血の殺戮だった。マッケンジーは急ごしらえのテントのなかで、味方の兵士からおびただしい数の銃弾を摘出しいくつもの傷口に包帯を巻き、その日だけで七件の手術をこなした(うち二件は股関節からの脚の切断だった)。

戦闘を生きのび手足の切断が成功したとしても、まだ危機を脱出したわけではない。銃撃がおさまってしばらくすると、アジア型コレラが流行した。川を渡り丘を越え谷を通ってマッケンジーの大隊にしのび寄った。容赦なく迫っていた。一般にこの病気はコレラ菌という細菌により発生し、感染者の糞便で汚染された水を通じて伝染する。クリミア戦争当時、ヨーロッパ中でコレラが流行していたので、コレラ菌が前線の兵士の腸内にいてもおかしくなかった。二日から五日の潜伏期ののち、とつぜん患者はひどい下痢と嘔吐に見舞われ、身体から水分が大量に失われ脱水状態になる。そして数時間で死に至る。マッケンジーはイギリスに送った手紙に記している。「朝の行進のとき、おおぜいが倒れ、三時間、あるいは四、五時間で亡くなりました。……こういう場合、どんな治療もまったく意味がないことは言うまでもないでしょう[3]」。治療が施されなければ、コレラによる致死率は四〇パーセントから六〇パーセントに上った。

戦争が続いた二年半のあいだに、一万八〇〇〇人以上の兵士がコレラで命を落とす[4]。クリミア戦争中にイギリス軍を襲った疾病のなかで最大の死者を出した。流行が始まってまもなく犠牲になった一人が、リチャード・ジェイムズ・マッケンジーだった。将来を嘱望されていたエディンバラ出身の外科医は、一八五四年九月二五日、アルマの戦いの五日後にコレラで亡くなった。またしても、一人の死によって別の人間に活躍の道が開かれる。

マッケンジーに続いて戦場に行った同僚は多かったが、リスターの宗教は暴力行為にかかわることを禁じていた。たとえ、軍医として負傷者を癒すためであったとしてもだ。王立病院の病棟外科医の任期が終了する予定の一八五四年年末が近づいており、リスターはまもなく職がなくなるのだが、将来の計画もなかった。数か月前、ロンドンのロイヤル・フリー病院の外科医補佐の募集に関心があると父親に伝えていた。サイムを敬愛していたが、家族と離れているのは寂しかったのだ。このあと、二三年にわたり故郷に帰ろうと何度も企てることになるのだが、これはその最初の試みだった。

ロイヤル・フリー病院は一八二八年、(名前から想像されるとおり)治療代を払えない人のために無料《フリー》で医療を提供するため、外科医のウィリアム・マースデンが設立した。イギリスの病院では貧しい人にも対応していたが、患者は自分で病室や食事の費用を払うことを求められていた。さらに入院するためには、病院の理事長か会員に紹介状を書いてもらう必要があったが、これはたやすいことではなかった。これに対し、マースデンは「[入院に]必要な紹介状は病気にかかった貧しい人という事実だけ」だと考えていた[5]。ロイヤル・フリー病院を設立しようと決心したきっかけは、ある夜セント・アンドリューズ教会の階段で死にかけていた少女を見つけたことだった。マースデンは入院させようとしたが、少女はお金がなかったため断られた。数週間後、少女は息を引きとった。

　リスターにとって、ロイヤル・フリー病院でポストを得ることの意義は、家族の近くに戻れるというだけではなかった。外科医としての経歴にプラスになる。病院のポストはなかなかめぐってこない。とくにロンドンではめったにない。この職を手にできれば、外科医としての名声が高まり、のちに開業して利益をあげられるかもしれないし、さらに、将来大学教授への道が開ける可能性もあるだろう。しかし、サイムも前の指導者ウィリアム・シャーピー教授も、ロイヤル・フリー病院のポストがリスターにふさわしいか確信がもてず、リスターに応募しないほうがよいと助言した。病院で最近激しくなっている政治的な論争に愛弟子が巻き込まれるのを恐れたのだ。

　論争はロンドンの医学界でしきりに話題になっていた。ロイヤル・フリー病院には外科医が三人いた。ウィリアム・マースデン、一八年勤務しているジョン・ゲイ、そして『ランセット』の創刊者を父にもつトマス・ヘンリー・ウェイクリーだ。その年の一二月、ゲイは、自分の業績について出版される本のために情報を提供したが、それが病院に批判的な内容になっていたとして、辞任を余儀なくされた。ロイヤル・フリー病院の理事会は、本の記述が病院の評判を傷つける内容だったにもかかわらず、ゲイはほとんど反対しなかった、とみていた。この時点でふたつの対立する勢力が生まれる。理事会がゲイを追放したのは正しかったとする陣営と、医学については素人の理事会が外科の専門領域に立ち入るべきではないとする陣営が争っていた。ウェイクリーは、理事会の行動を『ランセット』で力強く擁護したが、これは驚くにあたらない。ゲイが失脚すれば、自分が得するからだ――ゲイがいたポストに昇進できる。

シャーピーはエディンバラのサイムに手紙を書いた。「新しい外科医は、若いウェイクリーと一緒に仕事をすることが多いだろう。そのうち意見の相違が絶え間なく起こり、果てしない論争を公然とくり広げそれに気をとられることになる。またはリスターが辞任するはめになるだろう。これまでのなりゆきから、リスターがウェイクリーとうまく協力していけるとは思えない[6]」。サイムはほかにも懸念していることがあった。リスターが来ると、若くて気が短いウェイクリーはすっかり影が薄くなるだろう。ロンドンの医学界でまだかなりの影響力をもつウェイクリーの父はこれに怒りを覚えるかもしれない。「あの老獪《ろうかい》なウェイクリーが、誰であれ『自分の息子をさしおいて』名声を得るのを認めるとは、想像できない」とシャーピーはサイムに書いていた。シャーピーもサイムもこうした懸念をリスターに伝えた。リスターはけっきょく、二人の指導者の助言にしたがい応募を見送った。

これで、病棟外科医の任期が切れたあとどうするかという問題が残ったままだった。リスターは、ヨーロッパを視察するという当初の計画に戻ることを考え、ジョゼフ・ジャクソンも、息子にそう勧めた。「今こそ正しいと思って描いた計画を好きなように追求するがよい。……つまり大陸ヨーロッパの医学校で研究することだ」と。[7] だが、ロイヤル・フリー病院のポストは、エディンバラを去るだけの十分な魅力があったが、ヨーロッパの視察にはそれほど心を引かれなかった。かわりにリスターは、マッケンジーが担当していた外科の講義を引き継ぎ、また同時に王立病院の副外科医に応募したいとサイムに申し出た。

リスターは、サイムの病棟外科医としては求められる以上の能力があったかもしれないが、その時点では明らかに、サイムの副外科医になる資格がなかった。スコットランドで外科医として診療する免許をもっていなかったからだ。リスターの申し出は、サイムでさえ驚き、ただちにこの計画に冷水を浴びせた。しかし、リスターも簡単には引き下がらず、自分の姿勢を貫こうとした。父親に宛てた手紙で問うている。「目のまえに差し出されたチャンスを利用しない人間なんて、どうなるというのでしょう。そんな人にどんな価値があるのでしょう」[8]。実力以上のことに挑もうとしているかもしれないが、内心その職務に十分ふさわしい力があると思っていたのだ。「以前は、［チャンスから］逃げようとしたこともありました」とリスターはつづる。「それでも、今これをしなければこの先どうやって外科医としての務めが果たせるのだろうと考え、自分を奮い立たせました」。強がっているものの、自身の特徴である謙虚さもみせ、大きな願望を抑えつつ、サイムが築いてきた業績に比べれば「ほんのわずかな成功」も自分には望めない、とクエーカー教徒の父に書いている。

ついに、サイムはリスターを次の副外科医にすることを考えはじめた。リスターの手術の腕と知的な探求心に心を動かされていたのだ。四月二一日、リスターはスコットランド王立外科医師会のフェローに選ばれ、これによりエディンバラでの外科医師免許が認められた。それからまもなく、ラットランド・ストリート三番地のしゃれた住居に引っ越した。サイムの診察室から通りを越えたすぐのところだった。リスターの父は、引き続き生活費を援助していたので、家賃が高いのではないかと思ったが、「職業的地位にふさわしい品位があり調度品が備えられた住宅」[9]に息子が引っ越すことを許した。リスターが新しい住居に落ち着くと、王立病院の着任が病院の理事たちに承認された。九月、クロロホルムの麻酔下で足首の脱臼の処置を行い、初めて患者から治療費を受け取った。ジョゼフ・リスターは順調に歩みだした。[10]

リスターの住居は、きれいに内装が施されていたが、師が住んでいる堂々たる邸宅には比べるべくもなかった。[11]ミルバンク・ハウスは市の中心から歩いてわずか三〇分だったが、サイムの家族を訪ねる人は田舎の別荘に来たような気分を味わった。広大な敷地に入ると、エディンバラの煤煙も汚れも騒音も一瞬にして消えた。ツタのからまる邸宅からは、ゆるやかに傾斜する丘や美しく手入れされた階段状の芝生が見下ろせ、王立病院で日々おぞましい経験をしているサイムにとっては心が安らぐ場所だった。一八四〇年代にサイムがこの家を購入したとき、ブドウ用の温室など温室がすでにいくつかあった。年を経るとともにサイムの個人病院からの収益が増え、イチジク、パイナップル、バナナの温室、さらにふたつのランの温室を作り、そのほかに果物を栽培する囲いを立て冬のあいだはガラスで覆った。厳しい気候のスコットランドにいながら熱帯の天国のようだった。

ミルバンク・ハウスはにぎやかだった。サイムは、友人や同僚、それにエディンバラの医療施設や科学研究所を訪ねてきた人たちを招いて少人数のディナーパーティーを開くのが好きだった。大きな集まりは嫌いで、一度に呼ぶのは一二人までがよかった。リスターはよくこのなかに入れてもらうことができ、家族にあたたかく迎えられた。

サイム家は現代の基準からいうと大家族だった。サイムの二番目の妻ジェマイマ・バーンと三人の子ども、それに前妻とのあいだにできた娘のアグネスとルーシーがいた。最初の妻のアン・ウィリスは何年かまえ、九人目の子どもを出産したときに亡くなっていた。最初の結婚でできた子どものうち七人と二度目の結婚でできた子どもの二人は、さまざまな病気や事故で亡くなった。家族を失うと、死に際して医学がいかに無力であるかを思い知らされるのだった。

リスターは、いつものディナーの招待のほか、サイムの家族がスコットランド西海岸地方のロング湖のカントリーハウスにいるサイムの義兄を訪問するときに、同行しないかと誘われた。リスターは招待を受けたが、よき助言を受け入れてサイムの機嫌をとろうとしたからではなかった。リスターの視線は上司のいちばん上の娘、アグネスを見つめていた。

アグネス・サイムは背が高くほっそりしていて、美しい妹のルーシーと比べると、飾りけのなさがいっそう目立った。アグネスはよく、長い褐色の髪を後ろでゆるやかにまとめていたが、そうすると繊細な顔立ちが際立った。すっかりのぼせたリスターは、家族に宛てた手紙で「大切なアグネス」へのあふれる思いを書いている。[12]ジョゼフ・ジャクソンに、ミス・サイムは見た感じは「けっして華やかでない」が人を引きつける豊かな人間性があり、「たえず表情が変わり、悪意がまったくなく正直で気どらず、謙虚な心持ちが巧まずして顔に現れる」と語った。リスターによれば、とりわけ重要だったのは「何ものにも支配されない確かな知性がある」ことで、間違いなく父親から受け継いだ資質だった。リスターは新しく見つけた愛をはばかることなく記している。「ごくたまにですが、といっても以前に比べると、こと私に対してはそれほど珍しくなくなりましたが、彼女の目にほんとうにあたたかい心からの深い感情が表れることがあります」

二人が結ばれることについて、リスターの父と母はそれほど乗り気ではなかった。アグネスは、家族そろってスコットランド聖公会の熱心な信者で、自分の宗教を棄ててクエーカー教徒になるとは思われなかった。リスターの両親は早くから懸念を示していた。ジョゼフ・ジャクソンは手紙に書いている。「そなたの愛する母親から、息子が別のこと［とのかかわり］にすっかり飲み込まれて私たちと離れてしまわないように説得している、と聞いている[13]」。父は息子に、アグネスと結婚したがっていると悟られるようなことはするなと警告した。また、（おそらく自分自身を納得させるため）道理が勝つと信じている、とつけくわえた。「じきに、ふさわしくないと自分で判断を下すだろう」

両親の心配をよそに、リスターの愛はますます深まっていった。まもなく王立病院の若いスタッフたちはみな、「チーフ」が上司の娘を追い求めていることを知る。五月半ば、スタッフ夕食会のあと、ある若い男性スタッフがミュージックホールではやっていた『ヴィリキンズと恋人ダイナ［Villikins and His Dinah］』の自作の替え歌を歌った。リスターがサイムの誠実な娘を拒絶したあと、メスで刺されて謎の死を遂げるというものだ（もとの歌は、父親に結婚を反対されたダイナが毒薬を飲み死んでいるのを恋人のヴィリキンズが見つけ、自分も毒を飲み二人は同じ墓に埋葬されるというもの）。

サイムは病院の見回りに
するとリスターが倒れて死んでいる
かたわらに、鋭い刃をしたメスと恋文
出血多量で死す、と書いてあったって

歌のなかで、サイムはリスターの命を救うため、切れた血管を「一〇回以上」縫合するが徒労に終わった（もとの歌では、ダイナの遺体にヴィリキンズが「一〇〇〇回以上」キスする）。歌は陽気な忠告でしめくくられる。

さあ、若い外科医のみなさん、心にとめておきなさい
ミスター・サイムにたてつくな
娘さんたち、悲しい恋物語を聞いただろう

考えてみるがよい、ジョゼフとミス・サイム、そして鋭い刃のメスを[14]替え歌にこめられた思いは好意的なものだったが、その歌詞を聞いて、リスターはアグネスへの求愛は慎重にしようと思った。あの父親を怒らせてはならない。

とはいえ、アグネスのことがどうしても頭から離れなかった。いっぽう、依然として厳しい現実があった。聖公会の信者と結婚するなら、クエーカー教徒のコミュニティにはいられなくなる。わずか七年前、医学の勉強をやめ聖職者になることを真剣に考えていた人間にとって、悩ましい決断だった。宗教だけでなく、経済的リスクも考えなければならなかった。リスターはジョゼフ・ジャクソンから引き続き経済的援助を受けており、当時、生活費として年三〇〇ポンドのほか、不動産からあがる利息を年一五〇ポンド受け取っていた。しかし、クエーカーのコミュニティを去るとなると、父が引き続き援助してくれるかどうかわからない。

とうとうリスターは、アグネスに求婚しても経済的援助を続けてくれるかどうか、率直に父に尋ねた。ジョゼフ・ジャクソンは宗教の問題を問うことなく、息子への愛を約束した。「彼女が我々の社会の一員にならなかったからといって、そなたとの金銭的な取り決めを変えたり、以前からあてにしていたことを裏切ったりはしない[15]」。リスターの求婚が受け入れられたら調度品を購入するお金を渡すと伝え、サイムが娘のことで「折り合いをつける」（つまり持参金を用意する）だろうと期待しているので、じかにサイムと交渉してはどうかともちかけた。

父親は、自分も母も、リスターが「ただ親の感情を慮《おもんぱか》って」クエーカーの礼拝に出席することは望んでいない、と請けあった。[16] クエーカー教の規律では、異なる宗教の人と結婚すると正式に友会《ゆうかい》（クエーカーは友会〔Religious Society of Friends〕とも呼ばれる）から絶縁されるが、それよりも友会から自主的に退会してはどうかと助言した。この方法が考えうるかぎりもっとも穏当で、そうしておけば、いつかクエーカーのコミュニティに戻ろうと思ったとき門戸が開かれるだろうと考えたのだ。

気持ちが落ち着き、リスターはアグネスに求婚して受け入れられた。アグネスと母親は、翌年の春に結婚式を挙げると決めた。リスターは早く結婚生活を始めたくて、式がずいぶん先になったと、父に不満をもらした。父に決定権があったなら、二人をすぐに結婚させてくれただろう。ジョゼフ・ジャクソンは――明らかに、息子が家庭生活を待ち望んでいるのをおもしろがっていた――息子に語った。「そなたと同じように私も、式が早いほうがよかったと思う。だが、こういうことを決めるのは女性に任せたほうがよいというのにはそれなりの理由があるのだと、じきにわかるだろう」[17]

結婚祝いの品々が届きはじめた。[18] アイルランドのピム家から黒大理石の時計、弟のアーサーから美しいデザートセット。リスターは引っ越しをしたばかりだったが、結婚生活にふさわしい家を探さなくてはならなかった。アグネスの多額の持参金とジョゼフ・ジャクソンからの結婚祝い金があるので、もっと立派な住宅に住める。[19] リスターはラットランド・ストリート一一番地に居を定めた。前の家の何軒か向こうだ。ジョージアン様式の石造りの家で三つの階に合わせて九部屋ある。玄関ホールの脇に書斎があり、リスターは将来ここを診察室に改装しようと考えていた。母親に宛てた手紙に、子供部屋に使われていた三階の部屋には「水と湯が出る洗面台が備えつけられています」と書いている。[20]

一八五六年四月二三日、リスターとアグネスはミルバンク・ハウスのサイムの客間で結婚式を挙げた。このような婚礼にしたのは、教会で式を挙げると気まずい思いをするかもしれない「クエーカー教徒の親族に配慮して」だった、と後年アグネスの妹のルーシーが述懐している。[21]祝宴の終わりに、スコットランドの医師で随筆家のジョン・ブラウンが二人を祝福して乾杯の挨拶をした。二人の将来は明るかった。とりわけリスターの星回りはエディンバラで上昇機運にあった。挨拶のなかでブラウンは、将来を予見するような言葉を述べる。「リスターは、外科医として最高の地位に上りつめるでしょう[22]」

リスターは、王立病院の仕事に戻ったが、ロンドンのユニヴァーシティ・カレッジ病院と同じ問題に直面していた。壊疽や丹毒、敗血症、膿血症などで患者が死んでいく。病院勤務の外科医の多くがあたりまえのように受け止めていることだったが、リスターはやりきれない思いにかられ、患者の組織のサンプルを採取して顕微鏡で観察し、細胞のレベルで何が起きているのかを理解しようとした。

多くの同僚と同じくリスターは、敗血症の症状が出るまえにしばしば重度の炎症が起こることに気づいていた。炎症が起きると、体温が上がる。このふたつを結びつける要因は熱だと思われた。炎症は局所的な熱で、体温上昇は全身性の熱だ。しかし一八五〇年代には、どちらも防ぐことが困難だった。[23] 傷がきれいに治ることはまれで、そのため、治癒のプロセスには「健全な膿」が必要なのだと多くの医師が考えていた。さらに、炎症は「正常」なプロセスなのか、それとも対処が必要な病原性のプロセスなのかという問題をめぐり、医学界で論争が起きていた。[24]

リスターは炎症の背後にあるメカニズムをもっと解明しようと決意していた。炎症と病院壊疽のあいだにはどんな関係があるのだろう。炎症を起こした傷は敗血症になるときとならないときがあるが、なぜだろう。父への手紙に「[炎症の]初期段階のプロセスから順を追ってたどり、健康な状態から赤みが増し炎症になる推移を確認するということがなされていないようだ」と書いている。[25]

病院勤務の外科医にとって、炎症を抑えることは毎日の闘いだった。当時の医師は傷はふたつのうちどちらかの方法で治癒すると考えていた。理想的な状態は、「一次癒合」で傷が治ることだ。「一次癒合」とは、外科医が用いる用語で、傷口の両側が最小限の炎症と化膿（膿の形成）を起こすだけでつながることを指す。簡単にいうと、傷がきれいに、あるいは当時の言葉を使えば、「やさしく（スイートに）治る」ことだ。これに対し、傷が「二次癒合」で治癒する場合がある。新しい肉芽組織、つまり瘢痕組織を形成して治癒することで、このプロセスは長引きしばしば炎症と化膿の両方が起こる。二次癒合で治る傷は炎症を起こしやすく、「悪化する（サワーになる）」ことが多い。

外科医が傷を処置する方法は数多くあり、炎症や化膿、発熱が起こるしくみを解明しどうすればコントロールできるかを見出すため苦心してきたことがよくわかる。やっかいな問題は、敗血症を引き起こす感染症の進行はときに規則性がなく予測がつかないことだった。あまり医学的介入をしなくても傷がきれいに治るときもあれば、ひんぱんに包帯を交換し創傷清拭（死んだ組織の除去）を行って慎重に管理しても死に至るときもある。多くの外科医が気づいていたのは、皮膚の損傷がない閉鎖骨折（単純骨折ともいう）では何事もなく治癒するケースがかなりあることだった。これは、外部から何かが傷口に侵入するという考え方を補強するもので、そのため傷口が空気に触れないようにする「閉塞法」がますます広く行われるようになった

閉塞法は、症例を扱う外科医によって、異なるいくつかの方法が確立された。まず、子ウシの腸の外膜でできた金箔用の皮（金箔を加工する際、金箔のあいだにはさむ素材として子牛の腸の外膜が使われる）などによる乾いた包帯か絆創膏で傷口を完全に覆う方法がある。傷が一次癒合で治癒する場合は、この方法が有効だった。しかし化膿した場合、腐敗毒（こんにちでは菌として知られる）が包帯の下から外へ出ていくことができず患者の血流のなかに戻ってしまい、敗血症を引き起こす。これに対処するため、何回も包帯をほどき分泌される膿を洗浄する「反復開放をともなう閉塞法」と呼ばれる方法をとる医師もいた。ただし、ロバート・リストンは、一八四〇年代にこの方法を批判している。「患者はたえず神経が昂り、しばしば苦痛と膿の分泌と消耗熱で疲弊し、この方法の犠牲になる」と指摘した。[26]

多くの外科医は閉塞法に異を唱えていた。傷の中に熱を閉じ込めてしまい、炎症を抑えるとい

う観点からは逆行しているからだ。また、傷口を完全にふさぐべきでないと考えていた。包帯に「分泌された膿と、血が混じり溶けて悪臭を放つ物質が大量にたまる」ため、傷が悪化するからだ。サイムは、傷口を縫合する方法を好んだ。ドレナージ(排膿)のための小さな穴を残しておき、その部分以外はすべて、乾いた幅広のリント布で覆う。布は四日ほどそのままにしておいたあとはずし、傷が治るまで一日おきに交換した。

外科医のなかには「水包帯」、つまり水で濡らした包帯がよいとする者もいた。傷口を冷やすことによって炎症の熱が中和されると考えていたのだ。また、傷口を直接洗浄する方法をとる者もおり、ときには患者の身体全体を水につけ、ひんぱんに水を取り替えながら洗浄することもあった。この方法は、膿が分泌されるとすぐ除去できるのでもっとも効果があったが、費用がかさみ手間もかかった。また、冷水がよいか、それとも温水あるいは熱い湯がよいかについて、意見が対立した。

最大の問題は、多くの医師が傷の感染を防ごうとしていたいっぽうで、そもそも「なぜ」感染が起こるのかについて、統一した見解がなかったことだった。一部の医師は、原因は空気中の何らかの毒だと考えていたが、その毒がどういう性質のものか、だれもわからなかった。傷の感染は、自然発生のプロセスによりまったく新しく起こるものだとする医師もおり、とくに患者がすでに衰弱している場合は感染しやすいとされた。

医学界のほぼ全員が、ここ数年の感染症の増加には病院の環境が影響しているのではないかと気づいていた。さまざまな症状をもつ多くの患者が入院しており、その数は一九世紀を通じて増えていた。この傾向は、一八四六年に麻酔が登場して以来、とくに顕著だった。外科医は、麻酔ができる前はあえて試みようとしなかった手術でも、自信をもって行うようになっていた。病棟に患者がこれほど増えると、病院を清潔に保つことはますます難しくなる。有名な教科書『年鑑：内科学・外科学・内科外科の総合科学［*Year-Book of Medicine, Surgery, and Their Allied Sciences*］』の著者は、読者に助言が必要だと考えていた。「壊疽にかかった創傷に使用した包帯と器具は、可能であれば再使用すべきでない。包帯、シーツ、衣類は、感染した患者の病室に保管してはならない。こうした疾病が発生したときは、毛布、シーツなどの寝具類をひんぱんに取り換えることもひじょうに有益である」と指摘している。[27]

とにかく、現代の病院で期待される衛生水準というものは存在せず、当然ながら、リスターが仕事を始めたときの王立病院も同様だった。炎症と感染の本質を解明する道を見出すことが、それまでにもまして重要になっていた。

結婚した最初の一年で、アグネスは新婚家庭でカエルを見ることに少しずつ慣れていった。[28] 夫の両生類に対する執着は、新婚旅行のときから始まっていた。結婚したばかりの二人は、ヨーロッパでの四か月間の新婚旅行に出発するまえ、エディンバラから馬車に一日乗りキンロスの叔父の家に寄った。リスターは顕微鏡を携えており、叔父の家の敷地からすぐ出たところでカエルを何匹かつかまえ、叔父の家の部屋を実験室にして、一連の実験にとりかかった。これが、炎症のプロセスを理解するのに役立つとよいと願っていた——そして、このテーマに残りの人生をかけて取り組むことになる。ただし、このときはリスターにとって不運なことに（カエルたちにとっては幸運だったが）、カエルが逃げだしてしまい、使用人たちがつかまえようとして走り回り家じゅう大騒ぎになった。新婚旅行から戻ると、リスターはラットランド・ストリートの自宅の一階にある実験室で実験を再開し、休む間もなく研究した。かたわらには熱心な妻が寄り添っていた。アグネスはたびたび口述筆記をして、リスターのノートに几帳面な字で記録した。どうやら研究以外の時間はほとんどなさそうだった。

それまで、リスターはおもに死んだ組織を顕微鏡で見ていた。[29] サンプルの多くは、王立病院で担当していた患者から採取したもので、たまに自分の身体からも採取した。しかし、ほんとうに求めていたのは生きたままの組織で、さまざまな環境で血管がどのように反応するかを解明するのに必要だった。これこそ、傷の治療と手術後の感染の原因を理解するために必要な過程だった。ふたたび生きたカエルに関心が向かった。研究の対象にするカエルをまとめて手に入れるため、今回は市の中心から東の方向にあるダディンストン湖に行った。まさにそのとき、リスターは、何世紀も外科医を悩ませてきた謎の解明に着手したのだった。

リスターの炎症の探求は、先にＵＣＬのウォートン・ジョーンズ教授が行っていた研究を発展させるものだった。ジョーンズは、コウモリの翼とカエルの足の水かきから採取した半透明の組織を用いて、末梢《まっしょう》血管を顕微鏡で観察した。[30] むかし教わったこの教授と同じようにリスターも、毛細血管の血流が遅くなると感染が起こることに気づいていた。知りたいのは、炎症によって健康な手足の血管と血流がどのような影響を受けるか、ということだった。自宅の実験室で何度も実験を行い、カエルの水かきに間隔を計算して傷を入れ、そのたびに接眼ミクロメーターで血管の直径を計測した。実験では、水かきにさまざまな刺激を与えた。ぬるま湯から始め、毎回温度を上げていき、最後は熱湯を使った。つぎに、クロロホルム、マスタード、クロトン油、酢酸を水かきに塗り、それぞれによって起こる効果を試した。

実験の根幹にあったのは、中枢神経系が炎症に果たす役割を特定することだった。そこをさらに理解するため、大きなカエルを生体解剖し、脊髄に損傷を与えずに脳を全部取り出した(イギリスでは、古くから科学目的で生きた動物を解剖していた。一六六四年に、王立協会の創立メンバーで顕微鏡観察の先駆者でもあるロバート・フックが、野良イヌを実験台に縛りつけ、胸腔内を覗いて呼吸のしくみを解明するため、怯えるイヌの胸を切開した。実験を始めるまえ、フックは肺が筋肉ではないということがわかっていなかった。イヌの胸部前壁を取り除き横隔膜が動かないようにすると、イヌは自発呼吸ができなくなった。イヌを生かしておくため、フックは中が空洞になった棒をイヌの喉から気管に押し込んだ。続いてイヌの肺に空気を吹き込んだ。これを一時間以上続け、人工的に呼吸している状態を作り、肺が拡張し収縮する様子を観察した。その間ずっと、イヌは怯えた目でフックを見つめ、苦痛のなかで鳴き声をあげることも吠えることもできなかった。フックと同様、リスターも生体解剖はこの仕事にとって必要悪であり、自分自身の研究のため、ひいては患者の命を救うために、はかりしれない価値があると考えていた)。

リスターがカエルの脳を除去すると、「それまでほぼ最大の太さで血液をすばやく送り出していた動脈が完全に収縮し、水かきには静脈以外血液が流れなくなった」のがわかった。[31] それから数時間、脊髄をつまみ、神経の一部を取り除きながら調べていたが、ついにカエルは死んだ。「心臓が弱り、続いて血流が止まった」という。[32] カエルは、脳または脊髄がなくなると動脈が拡張しなくなると、推論した。

リスターは、この発見をエディンバラの王立外科医師会で発表しようと決めた。しかし講演の時間がきても、まだ実験の結果を満足いくようにまとめ切れていなかった。講演が始まるとリスターの父は——息子夫婦を訪ねてスコットランドに来ていた——リスターが前の晩までに講演の原稿を半分しか仕上げておらず「三分の一は即興で」[33] 話していると気づいた。準備不足だったにもかかわらず、論文は問題なくまとめられ、『王立協会学術紀要』に掲載された。

その論文でリスターは、「直接的な刺激により引き起こされる一定程度の炎症は、一次癒合に不可欠である」と論じた。[34] いいかえれば、切開または骨折により傷ができた場合、炎症が起こるものと見込まれるが、これはだいたいにおいて身体の自然治癒のプロセスの一部である、というものだ。傷の炎症は必ずしも敗血症の前兆とはかぎらない。ウォートン・ジョーンズの見解とは異なり、リスターは、カエルの足の血管緊張は脊髄と延髄の支配下にあり、このため炎症は中枢神経系の影響を直接受ける、と論じた。[35] 簡単にいうと、炎症には二種類——局所的炎症と神経系炎症があると考えていたのだ。

結論として、カエルの実験の観察結果を詳細に述べ、熱湯や外科的切開による皮膚の外傷と関連づけている。こうした初期の研究は、リスターが将来行うことになる、傷の治癒と組織に対する感染の影響とに関する臨床研究にきわめて重要だった。[36] 二種類の炎症があるとした点はのちに間違っていたと判明するが、それでも、こうした画期的な研究を通じて、炎症により組織の活力が失われていく過程をより適切に把握することができた。このことはリスターにとって、損傷を受けた組織でなぜ敗血症が起こるのかを解明するうえで、ひじょうに重要な鍵となる。

リスターは、王立外科医師会での講演ののちも、王立病院で講義や治療をしていないときに、アグネスの協力を得てカエルの実験に注力した。そのことを知ったジョゼフ・ジャクソンは「聞いてみたいのだが、どんな目新しい目的があって……、哀れなカエルでさらに実験を重ねなくてはならないのだ」と手紙を書き送っている。[37] 完璧主義と細部にわたる配慮のせいでリスターが重要な研究の発表をする適切なタイミングを逃してしまうのは、このときが最後ではなかった。とはいうものの、結婚してから三年のあいだに、一五本の論文を発表することができ、うち九本は一八五八年の一年間に発表されたものだった。すべて独自の発見に基づくもので、その多くは炎症の起源とメカニズムに関する詳細な生理学的探究の結果であり、のちに独創的な研究を積み上げていくうえでの確固たる基盤となるものだった。

第七章　清浄と冷水

外科医とは、農夫のようなものだ。畑に種子をまいたら、あとはなすすべもなく収穫のときを待ち、刈り取りをする。雨や嵐やひょうをもたらす自然の力のまえで、自分は無力であるとよくわかっているのだ。[1]　——リヒャルト・フォン・フォルクマン

一八五九年七月、グラスゴー大学臨床外科学講座の欽定《きんてい》教授（王の任命により就任する教授）ジェイムズ・ローリーは、脳卒中による麻痺で動くことも話すこともできなくなっていた。ローリーは大学でよく知られており、有名な医師で宣教師、探検家のデイヴィッド・リヴィングストンを教えたこともあった。外科界の多くの者が狙っていたローリーの地位が、とつぜん空席になる。

リスターはさっそく父にこのニュースを知らせた。「ローリー先生は……こういう健康状態なので、もう長くはこの地位に留まっていられません」[2]。このポストへの応募に関心をもっていることを伝えた。これほど知名度が高い肩書があれば、グラスゴーで開業して利益をあげられるだろ

う。エディンバラではこれまでかなわなかったことだ。さらに、グラスゴー大学で教えている友人たちの力で市立病院の外科医に任命されるかもしれないと見込んでいた。[3] 何より重要だったのは、父にも語っているが、この地位を得られれば、将来「ロンドンでポストがあいたときにかならず優位に立てる」だろうと考えられたことだ。

だが、残念な点もあった。グラスゴーに移り住むと、六年にわたり育んできた友人や同僚、そして義父との関係に終わりを告げることになる。リスターは「エディンバラを去ることになればとても残念です。とくに、ご存じのとおり、ミスター・サイムのことはとても深く敬愛していますから」と父に悩みを伝えている。[4] また、エディンバラを去ると、これまで何年かかけて師のサイムとともに築いてきた外科医療に、そしてサイム自身にどのような影響があるかについても、気になった。「ミスター・サイムは……私がここに留まって病院を手伝うほうを望んでいるに違いありません……外科に関することで同じ立場に立つ人がこの町にはほかにいないのですから」。

こうした懸念はあったにせよ、三二歳の外科医は、グラスゴーの教授の職についたら待っているであろう機会を見逃すわけにはいかなかった。サイムとエディンバラ王立病院に対する愛着を脇にやり、グラスゴーの教授に名乗りをあげた。

ほかに、グラスゴーから五人、エディンバラから二人、合計七人の経験豊かな候補者が応募していた。やっかいな問題は、イギリスの欽定教授の任命権は大臣の手にあることだった。大臣は、募集している職がどんなものであれ、求められる具体的要件がどんなもので、どの候補者がもっとも適任かについて把握しているとはあまり考えられなかった。サイムは快く義理の息子を推薦し、彼の特徴である簡潔な言葉で述べている。リスターは「正確さに厳密な注意をはらい、きわめて精緻な観察力と驚くほど確かな判断力がある。さらに、まれにみる手先の器用さと現場での実践に向いた気質を持ち合わせている」と書いた。[5]

時は過ぎたが、応募結果の知らせはなかった。そして一二月、リスターは信頼できる人から欽定教授に決まるだろうという手紙を受け取った。[6] ところが、その喜びもつかの間、翌一月、『グラスゴー・ヘラルド』紙で、まだ決定していないと報じられた。記事で注目を集めたのは、市選出の国会議員二人が医学界に送った公開書簡だった。議員は地元の医師に「どちらの候補者がこの地位にふさわしいと考えられるか、名前の横に印をつけてあなたの意見を教えてほしい」と依頼していた。[7] 関係者からは、不正なえこひいきだと抗議の声があがった。グラスゴーの医師が自分の都合のよいように候補者を選んだら、リスターのように外から来た者は明らかに不利になる。

抗議は広がり、ウィリアム・シャーピー、ジョン・エリック・エリクセン、ジェイムズ・サイムがそろってリスターを支持する書状を送った。[8] 記事が掲載されてから一〇日後、リスターは内務大臣から正式にローリーの後任を依頼された。翌日、父に喜びを伝える手紙を書いている。「ついに待っていた知らせが届きました……女王陛下が私の任命を承認しました」。その気持ちを「歓喜に酔いしれて」おり、「宙に浮いたままの状態が長かったからこそ、二倍も三倍もうれしかった」と表現している。[9] もうひとつこの決定の喜ばしい結末として、リスターは今回のことで、世間からいっせいに非難されたグラスゴーの偏狭さと派閥主義が払拭されただろうと信じていた。アグネスと二人でこの新しい町になじんでいこうと思った。

グラスゴーとエディンバラはわずか六五キロほどしか離れていない。どちらも、古くからある大学が町の中心になっているが、グラスゴーの知識人の雰囲気は、リスターがサイムと仕事をしながら慣れ親しんだものとは大きく異なっていた。グラスゴーの医学界は、熟考を重んじるというよりは権威主義的、独自の道を開拓するというよりは保守的だった。[10] たやすく革新を受け入れはしなかった。伝統を守ろうとする人たちのあいだにあって、リスターは大学で自分の居場所を見つけるのに苦労することになるだろう。

リスターが任命式に到着すると、会場は、これから同僚になる大学の著名な人たちでいっぱいだった。新任の臨床外科学教授が初めての講演を行うのを聞くため、おおぜいが集まっていた。リスターは不安を感じていた。前日、論文の発表はラテン語で行うこと、と伝えられていた。医学界の人間は学問の幅広さを示すべきだという考えに基づく、昔ながらの伝統だった。この時代の人が記している。「我々は、医師や科学者であるまえに、一人の人間であり紳士でなければならない」[11]

前夜遅くまで、リスターは苦心して大事な発表原稿を準備した。いよいよ聴衆の前に立つと、アグネスの提案で携えてきたラテン語の辞書を神経質そうに握りしめた。[12] 不安に拍車をかけたのが、吃音が戻ってこないかという懸念だった。緊張が高まるとときどき起こる。しかし、話しはじめるとリズムに乗った。驚くほどなめらかにラテン語が口をついて出てきた。[13] 論文の先のほうへ話を進めようとしたとき、大学の総長が立ち上がって話をさえぎり、そこまででよいと合図した。論文の最初のいくつかのパラグラフで要件はすでに満たされていたからだ。リスターは最初の試験に合格した。

グラスゴー大学では保守的な傾向があったとはいえ、変化が起ころうとしていた。近年就任した教授陣が新しい人材を引き寄せ、揺らぎかけていた大学の名声をとり戻す力になった。一八四六年、ウィリアム・トムソン（ケルヴィン卿として知られ、のちに熱力学の第一法則と第二法則を公式化した）が、自然哲学の教授にくわわり、授業で実験と研究の重要性を強調した。二年後、アレン・トムソンが解剖学教授に就任する。これで、新味に欠けていた大学カリキュラムに革新的な顕微解剖学の講義が取り入れられた。こうした変化の結果、大学では医学部の新入生が順調に伸びていた。リスターが教授になったとき、二〇年前の学生数の三倍近い三一一人が在籍していた。[14] そのうちの半分以上がリスターの系統外科学講座に登録し、イギリスのこの分野の講座で最大となった。[15]

大学はこのような学生の急増に対する準備ができていなかった。エディンバラでは、教室や実習用器具に何百ポンドもの予算が配分されていたが、グラスゴーでは、財政的支援はないに等しかった。[16] リスターは、実践的な教授法をとっていたため、解剖標本、人体模型、スケッチなどが必要だったが、割り当てられた講義室は適切でないことがわかった。そこで、自分で費用を出して講義室を改装することにした。[17]講義室に隣接して「控室」も作り自ら集めた珍しい標本を収納した。机と椅子も取り替え、教室全体の汚れを落とし、最後に塗装もやり直した。アグネスが改装に手を貸した。リスターの母のイザベラに宛て五月に出した手紙に記している。「何て素敵なんでしょう……三か所あるドアはグリーンの布張り。オーク材の図表用掲示板。ドアにはぴかぴかの真鍮製の小さなハンドル。講義室のいっぽうの壁には枠で囲ったとても立派な石板があり、反対側には骨格の模型がきちんと置いてあります。掲示板には図が何枚かかけられていて、しっかりしたオーク材の台の上には、いろいろなものが準備してあります」[18]。改装してすぐ、リスターの学生たちにも効果が現れ、講義室に入ってくると帽子をとり、席に着いて静かに厳粛に講義が始まるのを待つようになった。[19]新しい環境では、教育に対するアプローチも同じように新しいのではないかと期待を抱いていた。

リスターは、おおぜいの人のまえで話すことにずっと不安を感じていたが、初めての講義は、文句のつけようがないほどの成功だった。講義は、一六世紀の外科医アンブロワーズ・パレの「我包帯す、神、これを癒し賜《たも》うた」という有名な言葉の引用に始まり、外科における解剖学と生理学の重要性を論じた。[20]リスターの講義は有益でありおもしろくもあった。甥によれば、ふだんは控えめなクエーカー教徒が「ホメオパシーについて、穏やかかつ紳士的に辛辣なことを口にする」と、学生も「いいタイミングで笑った」という。リスターはＵＣＬの学生だったときから、ホメオパシーを厳しく批判していた。

講義の主要なテーマのひとつは、手足を切断する際は、切断後に断端を支えとして使えるようにすることだった。切断手術を受けた患者ができるだけ機能を回復し、家族や社会から重荷だと思われないようにするためだ。ここでもリスターは、自分が執刀して両脚を切断した患者で、その後ハイランド・ダンスのステップを踏めるようになった忍耐強いスコットランド人の若者の話をして、教室を笑いで包んだ。[21] 講義のあと、母親に手紙を書いている。「神の慈悲深いお助けにより、何事もやり遂げられると感じています……講義のあいだずっと、不安の影がまったくなかったのは不思議です[22]」

学生たちはすぐ新しい教授のリスターに引きつけられ、リスターも指導者としての役割に次第に心地よさを感じるようになった。吃音まで学生にありがたがられた。ゆっくり話すので、学生はノートをとるのが楽になるからだ。のちに卒業生の一人が、リスターは学生から崇《あが》められていた、と書いている。エディンバラでは、サイムも弟子の進境を耳にしていた。義理の息子に「ゲームのゆくえはきみ自身の手の内にあるようだね」と書き、あとで思いついたかのように「最後まで気持ちよく戦い抜くよう願っている」とつけくわえた。[23]

大学に着任してまもなく、リスターは王立協会のフェローに選出された。これほど早くフェローになるのは、このうえない名誉だった。父が色消しレンズを初めて開発して授与されたのと同じ栄誉だ。ジョゼフ・ジャクソンは、息子が王立協会のフェローになったという知らせに興奮した。ロバート・ボイル、サー・アイザック・ニュートン、チャールズ・ダーウィンらも名を連ねる輝かしいフェローたちの列に、リスターもくわわったのだ。選出は、炎症と血液凝固に関する研究の独創性を称えたもので、一連の論文が一八六〇年に王立協会に提出されていた。

リスターは、大学でこの研究に没頭していたが、そのかたわら、グラスゴー王立病院の外科医の職に応募した。病院で職位を得ることは、指導者としての役割に不可欠だと考えていた。自分の理論と方法を実際の患者に適用して学生に示すことができるからだ。教授に就任するまえ、医学部で教えている友人たちから、大学の仕事が軌道に乗れば、王立病院での任命は保証されているようなものだと言われていた。リスター自身、ローリーの引退と大学教授のポストの空席について初めて父に手紙を書いたときに、すでにそのことを期待していると明かしている。だから、リスターにとって、不採用の知らせが届いたことは大きな驚きだった。

リスターはこの件を、靴製造業者で病院の理事会会長のデイヴィッド・スミスに訴えた。多額の寄付をすれば病院の理事会メンバーになれるので、スミスのように医学のバックグラウンドがない人たちが病院を運営するのは珍しくなかった。王立病院の理事会には二五人の理事がいた。二人は大学の医学教授だったが、残りは聖職者、政治家、公的組織の代表などで、科学的な洞察力はほとんど持ち合わせていなかった。リスターのように外科の実践を内側からまた根本的に改革しようとする人間が、スミスのように病院の存在理由はただひとつ、患者の治療だけしていればよい、と考える人と相容れないのは、当然だった。ジェイムズ・サイムのようにこの時代の進歩的な人々やリスターは、病院には患者の治療以外にも大事な役割があると考えていた。病院は、学生が実際の症例から学ぶ場だった。

リスターはスミスに、臨床外科の教授にとって、病棟で学生に実演を見せることは重要で、それにより学生は理論と実践を結びつけられる、と説明した。リスター自身が、そういう教育によって育てられたのだ。スミスは、そういう考え方はばかげていると思っていた。いらだつリスターに、「まあまあ、よしましょう、ミスター・リスター。いかにもエディンバラらしい考えですね」と言った。[24]「我々の病院は治療機関なのです。教育機関ではありません」。一八六〇年、病院の理事会の多数がスミスに同意し、リスターの任命に反対票を投じた。

グラスゴー王立病院の主要な役割が治療であるというスミスの主張には、もっともな点もあった。一八〇〇年から一八五〇年にかけ市の人口は四倍に増加しており、一八五〇年から一九二五年に向けさらに四倍になる。一八二〇年代、ハイランドと呼ばれるスコットランド北部の高原地域から資産をもたない人々が流入し、一八四〇年代には、アイルランドのジャガイモ飢饉を逃れた人々が移住してきた。リスターが移り住んだとき、グラスゴーは世界でも指折りの大都市で、ロンドンに次ぐ「大英帝国第二の都市」として知られていた。人口四〇万の都市で唯一の大規模な病院として、王立病院は増大する医療の需要に対応しようと奮闘していた。

ロンドンとエディンバラにみるとおり、あらゆるところで犯罪がはびこり病が猛威をふるっていた。それでも当時のグラスゴーの状況は、イギリスのたいていの都市より悲惨だった。ドイツの思想家でジャーナリストのフリードリヒ・エンゲルスが、この地を訪れたときのことを記録している。「イギリスでもほかの国でも、人々が最悪の段階にまでおとしめられているのをこれまで見てきたが、グラスゴーの路地に来るまで、文明国にある地域でこれほどの不衛生、犯罪、窮乏、病が蔓延しているとは、考えもしなかったといってよいだろう」。エンゲルスによれば、「普通の人間性をもって動物に接する人ならば、こんな場所にある馬小屋にウマを入れたりしないだろう」というほどだった。[25]

グラスゴーでは重工業、とくに造船、土木、機関車製造、金属製品製造、製油などが発展しており、その結果、病院では深刻な負傷が目だった。三五歳のウィリアム・ダフは、キース・プレイスにある新しい石油工場で作業用の穴の上でろうそくに火をつけようとして胴体の上半分と顔に激しい火傷を負った。[26]また、一八歳のジョゼフ・ニールは、地元の軍事工場で作業をしているとき、ブリキの容器を火の上においた。[27]中には紅茶が入っていると思っていた。実は九〇〇グラムの火薬が入っていると気づいたときには、すでに遅かった。病院では、頭蓋骨骨折、切断された手、転落により絶命した人などをしばしば扱った。

労働災害の増加と疾病発生の状況を考えると、デイヴィッド・スミスが、王立病院の第一の任務は患者に対するものであり医学部の学生や教授に対してではない、と考えた理由は理解できる。とはいえ、病棟を教育のために使うリスターのような人は邪魔だというスミスの考え方は、けっして一般的ではなかった。何十年も前からグラスゴー以外の都市では、よりすぐりの才能ある医師を集められるので、大学と協力関係を築くことは有益であると多くの病院が認識していた。

一八六〇年ごろのイギリスの大規模な病院では、多くの医療職は無償の奉仕で、職位を得ることは名誉ではあったが、内科医も外科医も給料は支払われなかった。外科医の主な収入源はふたつだった。個人で開業している病院と学生が払う授業料である。パリなどほかの国の病院で臨床教育が進むにつれ、イギリスの学生は自国の教育にも同じような精度を求めるようになった。医師たちは、給料を出さない病院に時間と専門性を提供しようという気持ちはわかないかもしれないが、病棟で教えるのを認めれば、著名な内科医や外科医をもっと集めることができる。病院の経営者たちは、それがわかっていた。しかし、グラスゴー王立病院では、リスターが外科医に応募したとき、そうは考えていなかった。病院は大学の近くにあり、相互に便益があるよう連携するのは容易だったはずなので、これはますます不合理に思われる。

何か月か過ぎたが、リスターはまだグラスゴーの病院で正式に患者を担当させてもらえなかった。これには、学生たちもがっかりしていた。リスターから教わった臨床知識を病棟でいかせなかったからだ。学生たちはリスターの講義に心酔していたので、彼らの医学団体の名誉会長になってもらっていた。冬学期の終わりに、学生たちは尊敬してやまない教授に感謝を表すためさらに踏み込んだ行動に出た。リスターが王立病院の外科医にすみやかに就任することを願う声明文に署名したのだ。「外科医という職業と王立病院の発展のため、ここに表明させていただきます。来る王立病院外科医の任命では、リスター先生の能力と地位にふさわしい結果が得られることを希望いたします」[28]。文書には一六一人もの学生が署名した。

こうして、大学で教えはじめてから二年近くたって、リスターはグラスゴー王立病院で患者を担当するようになった[29]。提案が通ってからも、リスターは進歩的だという評判が高まっていることを懸念する病院経営陣の一部から抗議の声が続いた。しかし、リスターはこの戦い——戦争とまではいわないにしても——に勝利したのだった。

一八六一年にリスターが病棟に踏み出したとき、外科用の新棟が建設されたばかりだった。もともと一三六床あったが、増築により病床数は五七二と、エディンバラ王立病院の二倍、リスターが学生として研鑽を積んだロンドンの病院の四倍になった[30]。外科医一人に女性病棟ひとつと男性病棟ふたつが割り当てられ、男性病棟は、急性症状と慢性症状に分かれていた。数か月前に建設されたばかりだというのに、外科用新棟はいくらもたたないうちに、リスターがこれまで仕事をした病院のなかで最低水準の衛生状態になっていた[31]。同僚の一人が「病院が新しくても、感染した傷に広がる病気の侵入を防ぐことはできなかった」と記している[32]。

二次出血、敗血症、膿血症、病院壊疽、破傷風、丹毒といったすっかりおなじみになった敵たちはいつまでも病棟から去らなかった。傷が感染性の化膿を起こすことが予想された。リスターが担当する男性の急性患者の病棟は一階にあり、薄い壁一枚で隔てられた隣は墓地だった（少し前にコレラが流行したため腐敗した死体があふれていた）。リスターは、「積み重なった棺のいちばん上」は土の表面から一〇センチくらいのところまで来ており、「この立派な建物がきわめて不衛生なので、関係者全員が失望していた」と不満だった。[33]病院には手や器具を洗うための設備もほとんど整っていなかった。リスターの病棟外科医がふり返る。「ほぼすべての創傷が膿で汚れているので、手と器具の洗浄は、包帯の交換とプローベによる処置が終わってからまとめて行うのが当然だと、当時は考えられていた[34]」。あらゆるものの表面が汚れで塗装されていた。

一八六〇年代の病院ではよくあることだったが、王立病院には、個人病院の治療費を支払えない貧しい患者が来ていた。そのなかには、教育を受けておらず字が読めない者もいた。医師の多くは、そういう人たちを社会的に劣る存在と考え、医療に独特の突き離した態度でしばしば非人間的な扱いをした。リスターは自らの根幹をなすクエーカーの教えに忠実で、病棟を訪れる人々に普通は考えられないほどの思いやりをみせた。個々の患者を指すときは「患者」という言葉を使わず、「この気の毒な男性」とか「この善良な女性」などと呼んだ。[35]また学生に、「患者に心配や警戒を抱かせるようなことを言ったりほのめかしたりしない」よう「専門用語」を使うことを奨励した。[36]こんにちでは明らかに倫理的でないと考えられるが、純粋に患者のためを思ってのことだった。のちに学生の一人は、メスがぎっしり並べられたトレーに覆いをかけないまま手術室に運んできた器具担当係にリスターが注意したときのことを回想する。経験豊かな外科医となったリスターは、すばやくトレーにタオルをかぶせ、静かに悲しそうな声で言った。「この気の毒な女性の気持ちも考えずに、どうしてそんな残酷なことをするのだ？　この方にとっては手術を乗り切るだけでも試練なのに、そのうえ金属がむきだしになって並んでいるトレーを見せてよけいに苦しみを与える必要があるだろうか[37]」

リスターは病院にいることが恐ろしい体験になる場合もあるとわかっており、自身の黄金律に従っていた。「すべての患者に、たとえ果てしなく堕落した人であっても、イギリス皇太子に対して行うであろう治療と同じ治療を施し、同じように敬意をもって対応しなければならない」というものだ[38]。病棟に来た子どもを安心させるためなら、責務として求められる以上のことをした。リスターの病棟外科医のダグラス・ガスリーはのちに、膝の膿瘍で病院に来た少女との心あたたまる話を語っている[39]。リスターが傷を処置し包帯を巻くと、少女はリスターに人形をさし出した。リスターはやさしく人形を受け取ると、人形の小さな脚がなくなっているのに気づいた。少女は枕の回りを探し回り——リスターは楽しげに見ていた——とれた脚を見つけた。リスターは深刻そうに頭を振って新しい患者を診察し、ガスリーのほうを向いて針と木綿糸をもってくるよう頼んだ。注意深く人形に脚を縫い付け、静かにほほえんで女の子に人形を返した。ガスリーは「少女の大きな茶色い目には限りない感謝の気持ちが表れていたが、二人とも何も言わなかった」と述べている。外科医と少女は、お互いの気持ちを完全にわかっていたのだ。

治療のなかで痛みが避けられない場合、自分が受ける処置をきちんと理解していない患者から信頼を得るのは難しい。リスターも当然のこととして、やっかいな患者をほかの医師と公平に担当したが、それを面倒だとは思わなかった。たとえば、「エリザベス・M・K」と記録されている四〇歳の工場労働者が手を怪我してグラスゴー王立病院に来たときのことだった。リスターは手術を行い、続く数週間、筋肉と腱の柔軟性を回復させるため、指を反らせようと試みた。ところが、女性はリスターの試みを指を折ろうとしていると勘違いし、不安に襲われ病院を出ていってしまった。五か月後に病院に戻ってきたが、その間ずっと手を添え木にあてたままだったので、ほとんど麻痺していた。リスターはどこまでも忍耐力を発揮して治療を再開し、ようやく患者は多少手を動かせるようになった。

重症の患者には、手術のあと自ら病棟まで付き添い、ストレッチャーからベッドに患者を移す際にかならず手を貸した。患者が心地よく過ごせるよう、小さなクッションや湯たんぽなどの備品をそろえた。湯たんぽを使うときは、麻酔を受けた患者が回復するまでのあいだ、知らない間に火傷をしないようフランネルの布でくるむようにと助手に注意した。手術のあとは患者の着替えを手伝うことまであった。リスターの病棟助手の一人は、「まるで女性のようにこまやかに気を配って患者の寝具を取り替えた。四隅をそろえきれいに整えた」と記している。[40] 目をさましている患者には「ご気分はよろしいですか」と尋ねてから次の患者のベッドに移動した。

個人で開業している診療所でも、支払いをする患者たちの気持ちを慮った。そのため、リスターは自分が治療した患者に高額の請求書を送りつけることに反対で、学生たちに「治療を提供しても、商人が商品に値段をつけるように診療費を請求してはいけない」と諭した。信仰が教える理想を反映し、リスターは、外科医として最高の報酬は患者に恩恵をもたらすことができたと感じられることだと信じていた。「我々は、患者から抜き取った血や我々が引き起こした痛みに料金を請求するのだろうか」学生たちに問うた。[41]

リスターは、病院の仕事に忙殺されていないときは、自宅の実験室でまた実験に取り組みはじめ、血液凝固と炎症に関する発見について論文をいくつか発表した。血液は、加硫処理をしたゴム（硫黄などを加えて弾力を強化したゴム）のチューブでのなかでは何時間も完全に凝固しないままであるが、普通の容器ではすぐに固まることを発見した。血液凝固について、次のように結論づけた。「血液は何らかの物質に触れた影響によって凝固が起こる。ひじょうに短い時間であっても物質に触れると、血液に変化が起こり、固体成分と液体成分の相互反応が誘発され、血液が凝固する」[42]。また、化膿した組織の顕微鏡観察にも関心を向け、ウサギの眼球、大型のウマの頸静脈、さらには自分の患者から除去したばかりの組織などを観察した。

リスターはまた、外科器具をいくつか設計して特許をとり、傷の管理だけでなく手術方法についても革新的なところを示した。[43] これらの器具には、傷を縫合する針、耳の中の異物を取り出す小さなフック、腹部大動脈（人体でもっとも太い血管）を締めるネジ付き止血帯などがある。もっともよく知られている外科器具は、サイナス用の鉗子で（サイナスは「洞」の意）、はさみのようなリング型の柄がついており、一五センチほどの細い刃で極小の穴から綿状のものをつまんで取り出すことができた。

こうした器具は重宝ではあったが、病院の死亡率を改善するにはあまり役に立たなかった。病棟で施設病が発生すると、驚異的な数の患者が死んでいった。一八六三年八月、リスターはニール・キャンベルという二〇歳の労働者の手首を手術した。[44] そのときすでにリスターは、手を切断することなく手首から病変のある骨を除去する方法を開発していた。数か月後、患者は手首の骨の腐食が再発し病院に戻ってきた。リスターは再度手術を行い、腐食した骨をさらに取り除いた。手術は成功したが、キャンベルは回復しなかった。まもなく膿血症を発症し亡くなった。リスターは、患者の敗血性の症状の防止と管理ができないことに、ますますいらだった。症例記録には、彼を悩ませ続けてきた疑問が列挙されている。「午後一一時。疑問。毒性物質はどのようにして傷口から血管に入るのか？　切れた血管の開口部が凝固し化膿するのか？　毒性物質が微小血管に吸収され静脈に運ばれるのか？[45]」

熱心に仕事に励むいっぽうで、リスターは私生活で心配を抱えていた。一八六四年三月のうらさびしい日、アグネスが親戚を訪ねるためアプトンに向けて旅立った。リスターの母のイザベラがまた重い病に陥っていた。息子が熱心に取り組んでいた皮膚疾患のひとつ、丹毒《たんどく》だった。娘たちが近くに住んでいたが、それぞれ自分たちの家族がいるため、母親に必要なだけの看病はできなかった。リスターは結婚した年に父に送った手紙で、アグネスが妊娠したかもしれないとほのめかしていたが、子どもは生まれず、その後もずっと子どもができなかった。介護の仕事は子どもがいない夫婦の役目になる。

そうこうしているうち、その年の六月、エディンバラ大学の教授職に空席ができた。リスターは、彼を慕う学生とはうまくやっていたが、病院の経営陣とは相変わらず緊張した関係が続いていた。さらに、ひじょうに多忙なため、自分の研究をする時間がほとんどなかった。毎日王立病院に出勤するのにくわえ、講義も毎日あった。リスターのように講義の準備を綿密に行う者にとって簡単にすませられる仕事ではない。そして、サイムと会っていなかった。リスターは、同じような考えをもつ知識人――グラスゴーの同僚の多くと異なり現状にけっして満足しない人――とともに仕事をした日々を懐かしく思っていた。さらに、エディンバラのこの職につくことができれば、またロンドンに戻る道が開けるかもしれないと考えた。のちに甥が記している。「リスターはいつも自分のことを、スコットランドにいる渡り鳥みたいなものだと考えていた。(略)そして、南へ移動することを考えるなら、エディンバラはグラスゴーより出発点として好ましいと考えた[46]」

またしても、リスターは激しい妨害にあう。リスターの応募が却下され対立候補のジェイムズ・スペンスが任命されたという通知が届くと、サイムはすぐリスターに、グラスゴーにいたほうがよいと諭した。サイムは、エディンバラの教授の候補になったことは、採用されなかったとはいえ、リスターの外科界での名声を高めたと考えていた。

仕事での敗北がのしかかっていたところへ、リスターは母の容態が急激に悪化しているという知らせを受け取る。一刻を争う状況だったので、リスターは荷物をまとめ、アプトンの母のもとへ向かった。一八六四年九月三日、イザベラは丹毒との戦いに敗れた。リスターが自分の病棟で悩まされ続けてきた、あの病だった。

ジョゼフ・ジャクソンは、妻の死による心の空洞を埋めようと、これまでにもまして子どもたちとひんぱんに連絡をとるようになった。「そなたから週に一度手紙をもらえないだろうかと考えてみるだけでも、現実に手紙が届いたときも、同じように父はうれしいのだ」と息子につづっている。[47] リスターは父に毎週手紙を書くと約束し——その約束を忠実に実行した。[48] 何度となくかわした手紙のなかで、リスターは自分も次第に年をとってきたのだと父から気づかされ、思いをめぐらせる。「おっしゃるとおり、人生の半分が過ぎました……七〇歳の老人の半分の年だとは、なんとも不思議です。そして残りの人生の半分は、もしこの世で送れるならですが、これまでよりもっと早く過ぎることでしょう。最終的に目ざす目的に達することができるなら、どれほど早く過ぎるかは問題ではありません[49]」

ちょうどそのころ、リスターは王立病院の施設病の発生を最小限に抑えられるかもしれないと期待し、病院の衛生状態を改善しようと試みていた。だいたいにおいて、病院を「清潔に保つ」とは、手術室の床を掃き窓をあける程度のことで、王立病院も例外ではなかった。リスターは、病棟をもっと清潔にできれば患者の死亡を食い止められるのではないかと考えた。

こうして、一八六〇年代に「清浄と冷水」学派として知られていた考え方に同意するようになっていった。これは、感染を銀の変色になぞらえ、どちらも悪い空気によって引き起こされるとするものだ。この考え方を提唱する者は、冷水にスプーンをつけると表面が硫化しにくくなることに気づいていた。同じ論理をあてはめ、沸騰した湯を冷たくしてから器具と傷口を洗浄すれば、術後の感染の発生を防げるだろうと考えた。とくに冷水を強調するのには、感染と発熱を引き起こすと考えられていた高温を中和するという意味があった。

リスターが清浄という点に着目したのは、施設病の発生は病棟の有毒な空気によるとする考え方と結びついていた。いっぽう、すでにこの理論に異議を唱えていた者もいた。一七九五年から一八六〇年にかけ三人の医師が、産褥熱——敗血症と同様、局所的炎症と全身性炎症をともなう——は瘴気によってでなく、医師から患者に伝染した「病的物質（materies morbi）」によって起こるという考え方を提唱した。[50] 三人はそれぞれ、病院を清潔にするための厳しい規則を守ることで病気を防げると考えた。

三人の医師の一人目は、アレグザンダー・ゴードンというスコットランド人で、アバディーンで仕事をしていた一七八九年一二月、産褥熱が流行し、その後長く続いた。ゴードンは三年間で七七人の女性を治療し、そのうち二五人が死亡した。[51] 一七九五年に発表した報告で、ゴードンは「問題となっている産褥熱の流行は、空気中の有害成分（すなわち瘴気）によるものでなく」医療従事者自身によるもので、医療従事者が産褥熱にかかった患者に対応したあと次の患者にうつしている、と論じた。[52] ゴードンは、産褥熱の原因は医療従事者自身にかかわるものだと確信していた。「どの助産婦が分娩を担当するか、どの看護婦が世話をするかを聞けば、どの患者が産褥熱にかかるか予測がつく」と述べている。ほぼすべてのケースで予想は的中した。ゴードンはこの根拠をもって、感染した患者が死亡した場合、患者の衣類と寝具は燃やし、患者を担当していた看護婦と助産婦は「身体を丁寧に洗い、衣類は適切に燻蒸《くんじょう》消毒してから着用すべき」だと提案している。

同じ立場をとる二人目は、アメリカの随筆家、オリヴァー・ウェンデル・ホームズで、内科医でもありのちにハーヴァード大学の解剖学教授になった。[53] ホームズは一八四三年、『産褥熱の伝染性［*The Contagiousness of Puerperal Fever*］』と題した小冊子を出版する。彼の研究は、ゴードンの業績に基づくところが大きく、ゴードンの研究が最初の発表から五〇年後に復活する契機を作った。だが残念なことに、ホームズは当時の人々を納得させることができず、一八五〇年代に二人の著名な産科医から、病気と戦う人たちがまさにその病気を伝染させているとは、その人たちに対する侮辱だ、と非難された。

もう一人はハンガリー人のイグナーツ・ゼンメルヴァイスで、ホームズがアメリカで論文を執筆していたのと同じころ、ウィーンで、産褥熱を予防する方法に対する解決策を見出した。[54] ゼンメルヴァイスは、ウィーン総合病院の副内科医だったとき、病院のふたつの産科病棟で違いがあることに気づいた。ひとつは医学生が担当しており、もうひとつは助産婦とその弟子が担当していた。どちらの病棟も患者のための設備や処置は同じだったが、医学生が担当する病棟では明らかに死亡率が高く、もういっぽうの病棟の三倍にものぼっていた。この大きな差に気づいた医療関係者は、男性の学生は、女性の助産婦より患者の扱い方が雑なので、産婦は活力を損なわれ、産褥熱に罹患しやすくなると考えた。ゼンメルヴァイスはこの考えに納得しなかった。

一八四七年、ゼンメルヴァイスの同僚の一人が、死後解剖をしているときに手を切って亡くなった。ゼンメルヴァイスが驚いたのは、同僚が死亡したときの状況が産褥熱と同じだったことだ。死の館で働く医師たちが出産に立ち会うときに「死体の粒子」を病棟に持ち込んでいるとするとどうなるか。そしてこれこそが高い感染率の原因ではないか。はたして、多くの若い医師たちが解剖からそのまま病棟に向かい妊婦に対応するのを、ゼンメルヴァイスは確認した。

ゼンメルヴァイスは産褥熱は瘴気でなく死体からの「感染物質」により起こると考え、塩素殺菌した水を入れた洗面器を病院においた。解剖室から病棟に向かう者は、生きた患者の世話をする前に手を洗うよう求められた。医学生の病棟の死亡率は急激に低下した。一八四七年四月の死亡率は一八・三パーセントだった。翌五月、手洗いの規則が導入され、六月に死亡率は二・二パーセントになり、七月には一・二パーセント、八月は一・九パーセントだった。[55]

ゼンメルヴァイスは多くの命を救った。だが、産褥熱が、死体と接触したことによる汚染と関係している、とする考え方の意義について多くの医師を納得させることはできなかった。ゼンメルヴァイスの方法を試みる者でさえ、しばしばやり方が不適切なため残念な結果に終わっていた。このテーマについて出版した著書に対し好意的でない書評がいくつも発表され、ゼンメルヴァイスは自分を批判する者を激しく非難した。そのふるまいはあまりに常軌を逸しており同僚たちが困惑するほどで、ついに精神療養施設に収容される。手洗いを拒んだ医師たちと産褥熱とをののしりながら、最期の日々を送った。

けっきょく、ゼンメルヴァイスの提唱した方法と理論は、医学界にさしたる影響を残さなかった。[56] リスターは後年、苦境に陥った内科医が最後に働いたブダペストの診療所を訪れ、記している。「ゼンメルヴァイスの名が言及されることは一度もなく、世界中のたいていの場所と同じく、生まれた町でも完全に忘れ去られているようだ[57]」

リスターの尽力にもかかわらず、どんな方法を導入しても死亡率は下がらず、病棟の衛生状態が改善しても変わらなかった。依然として患者の死亡が続き、食い止めるためにできることはなさそうに思われた。ある週など、リスターが担当する患者五人が膿血症で命を奪われ、同じ病棟にいるほかの患者の大部分が病院壊疽のため病棟で寝たきりだった。[58] 病棟外科医はリスターのことを、不機嫌な神につきまとわれている、と言った。[59]「リスターは、解決すべき問題の本質を明確に見きわめようとしてたえず頭を働かせていた」と語っている。リスターのいらだちは教室にも広がり、このところずっと悩まされていた問題を学生に向かって投げかけた。「よくみられることだが、皮膚の損傷がない負傷では、患者はかならず回復ししかも深刻な疾病が起こらない。これに対し、皮膚に損傷があると、ごく小さな傷であっても深刻な結果になりがちだ。これはどういうことだ？　この問題を説明できる人は、不朽の名声を残すだろう[60]」

そして一八六四年の終わり、リスターが王立病院で患者の死を防ぐべく奮闘しているあいだに、同僚で化学教授のトマス・アンダーソンが、リスターを疲弊させている医学の謎を解決する糸口になるかもしれないことに目を向けた[61]。それは発酵と腐敗に関する最新の研究で、フランスの微生物学者で化学者、ルイ・パスツールによるものだった。

第八章　全滅

人間にとって何より大切な科学の対象は自分自身の生活だ。日々起こる出来事は、まずその人が生き行動する過程を知るようにと、たえず訴えかけている。[1]　――ジョージ・ヘンリー・ルイス

ロンドンのガイ病院のある外科医が、患者の一人のその後の様子について尋ねたところ、その患者は亡くなったと助手から聞かされた。外科医はこの手の知らせには慣れていたので、「了解、よろしい！」と答えた。外科医は次の病室に移動し、別の患者について聞いた。また答えが返ってきた。「亡くなりました、ドクター」。外科医は一瞬言葉につまり、いらだって大きな声を出した。「まさか、全員死んだんじゃないだろうな?」。これに対し、助手は答えた「はい、全員死亡です[2]」

イギリス中でこうしたことがくり広げられていた。一八六〇年代、院内死亡率はかつてない水

準まで上昇していた。病棟を清潔に保つ取り組みが行われたが、施設病の発生にはあまり効果がなかった。さらに、医学界ではこの数年、病気の原因についての学説をめぐり対立がますます激化していた。

とくにコレラは、瘴気という枠組みで説明することが次第に困難になっていた。直近の数十年でコレラの大流行はすでに三回起きており、イングランドとウェールズだけで一〇万人近くが命を奪われていた。[3] コレラはヨーロッパ中に蔓延し、医学的、政治的、人道的な面で、看過できない危機的状況を引き起こした。伝染性でないという立場をとる者は、コレラが都市部の不衛生な地域でしばしば流行することを指摘したが、インド亜大陸から人の動きにつれて広まった理由を説明できず、また悪臭が最小限に留まる冬季に流行することがある理由も解明できなかった。[4]

一八四〇年代の終わりにブリストル出身の内科医ウィリアム・バッドが、コレラは汚染された下水を通じて広がると主張した。バッドは「特定の種類の有機体が飲み込まれ口に入ると、腸のなかで自己繁殖して増えていく」と論じる。[5]『ブリティッシュ・メディカル・ジャーナル』に発表した論文で、「特定の伝染病の毒が自然発生したという証拠はこれまで存在しない」とし、瘴気を通じて伝染したこともないと述べている。[6] 近年発生した際には、殺菌剤による消毒を重視し、「病気の患者の身体の組織から排出された分泌物は、可能であれば、すべて塩化亜鉛溶液の入った容器に受ける」ことを提案している。[7]

コレラは自然に発生し空気を媒介して蔓延するという説に異を唱えたのはバッドだけではな

かった。外科医のジョン・スノーも、一八五四年にロンドンのソーホー地区の自宅近くで大流行したときこの問題について調べた。地図上に患者が出た場所を記したところ、罹患者の多くが、ブロード・ストリート（現在のブロードウィック・ストリート）とケンブリッジ・ストリート（現在のレキシントン・ストリート）の交差点の南西の角にあるポンプの水を使っていることに気づいた。ポンプからかなり離れたところに住む五九歳の女性など、当初そのポンプに接続された水を使っていないと思われたケースでも、そのポンプと関連があることがのちに判明した。スノーがこの患者の息子に面接したところ、この女性はブロード・ストリートのポンプの水の味が気に入っていたのでよくそこに行っていたという。彼女は、その水を飲んだ二日後に死亡した。

バッドと同じくスノーは、コレラは汚染された水から伝染するのであり、有毒なガスや空気中の瘴気によるものではないと結論づけた。この説の根拠として、コレラが発生した場所の地図を発表した。地元当局はこの説をあまり信じなかったが、スノーの説得によりブロード・ストリートのポンプからハンドルを外し、その後、流行はすみやかに収束した。

こうしたことがきっかけとなり、医学界で優勢だった、病は汚染により発生し有毒ガス（瘴気）によって空気中を伝わり伝染するという考え方に、疑問が投げかけられた。さらに瘴気説に疑問を呈する出来事が一八五八年に起こる。ロンドンで強烈な悪臭が発生し、なかなか消えず、テムズ川から一・六キロ圏内のいたるところが悪臭に包まれた。焼けつくような夏の暑さで悪臭はいっそう強くなり、人々は川に近づくのを避けるようになった。「大悪臭」は、川の土手に積まれた人糞から生じたもので、ロンドンの人口が増えるにつれ深刻になっていた問題だった。電磁気学の研究で有名な科学者のマイケル・ファラデーが、「汚物が大量に堆積しているのが見ただけでわかった」と記録している。[8] ある日の午後、川を下っていると、水が「よどんだうす茶色の流れ」になっているのに気づいたという。臭いがあまりに激しかったので、川から近い国会議事堂にいる議員たちは、議会を続けるため窓を厚い布で覆わなければならなかった。『タイムズ』紙は、政府の役人が「この件を詳しく調べようとわざわざ図書室に足を踏み入れたが、すぐ逃げだした。みなハンカチを鼻にあてていた」と報じている。[9]

ロンドンの住人は、水から発生した「有毒な蒸気」（瘴気のこと）が原因となり市内で病気が大流行するだろうと思っていた。すでに、有毒ガスを吸い込んだ船頭が一人死亡したという噂まで飛びかっていた。何千人もが命の危険を感じ町から脱出した。ロンドンに新しい下水システムを整備する予算を確保するのに何年もかかっていたため、衛生改革論者は、議会のせいで大量の死者が出たら議会も介入せざるを得なくなるだろう、そうなれば何ともすばらしいではないか、とさえ考えた。だが不思議なことに、その夏、疫病は発生しなかった。

こうしたことも要因となり、一八五〇年代から一八六〇年代にかけて、瘴気説より伝染説が有力になっていった。それでも、多くの医師は納得しなかった。とりわけスノーの調査は、疾病がどのように「伝染」するのかというメカニズムについて、まだ説得力ある説明にはなっていなかった。彼の結論は、コレラが汚染された飲料水と関係があることを示していた。しかし、他の伝染論者も同じなのだが、スノーは、その水で媒介されるものが何かを明確に述べていなかった。微小生物だろうか。それとも有毒な化学物質か。化学物質なら、テムズ川のように大量の水があるところだと、限りなく希釈されるのではないだろうか。さらに、スノー自身が、伝染説によって「あらゆる」疾病が適切に説明できるわけではないと認めており、丹毒のように腐敗（化膿）が起こる疾病の流行については、依然として自然発生の可能性もあるとしていた。

伝染性、流行性の病気についてより適切な説明を求める声が、それまでにもまして高まっていた。

リスターは長いあいだ院内感染に悩まされており、はたして解決法を見つけられるのだろうかと疑問を感じはじめていた。しかし、発酵に関するパスツールの最新の研究についてアンダーソン教授と話し合ってから、もう一度望みがもてるようになった。すぐ、有機物の腐敗に関するパスツールの著作を探し、アグネスの手を借りて自宅の実験室でパスツールの実験の再現に着手した。ここへきてようやく、答えが手の届くところにきたのだ。

リスターが詳しく調べていた研究は、九年前、地元のワイン商がパスツールのもとに疑問を持ち込んだことに端を発する。ムッシュー・ビゴはビートの根の汁からワインを製造していて、多くの樽で発酵の途中に酸味が強くなるのに気づいた。当時、パスツールはリール大学の理学部長だった。その何年もまえから、すでに傑出した化学者としての名声が確立されていたが、それは、結晶の形状とその分子構造、そして偏光に対する影響との関連を示したことによる。パスツールは、生物だけが光学活性な不斉《ふせい》化合物を生むことができ、分子不斉（化合物の分子構造が非対称なためその鏡像体と重ね合わせることができない分子構造を不斉という）をさらに研究することで生命の起源の謎を解明することができると考えた。

それにしても、なぜビゴは自分が抱えている問題を化学者に相談したのだろう。当時、発酵は生物学的なプロセスというより化学的プロセスと考えられていたからだ。多くの科学者が、酵母菌が触媒となって糖がアルコールに変化すると認識していたが、同時に、酵母菌は化学的な合成物質だと考えていた。[10]ビゴは、大学生の息子がパスツールのもとで学んでいたことから、パスツールの研究を知った。だから、ビゴにとっては化学者の助言を求めることはごく自然なことだったのだろう。

実は、パスツールのほうでも、傷んだワインの樽の背後にある原因を調べようとする理由があったのだ。ある時期、パスツールはアミルアルコールの性質に興味をもち、アミルアルコールは「合成物の媒質で、ふたつの異性体（同じ分子式をもつが分子内における原子の配列が異なるため異なった物理的・化学的性質をもつ化合物）からなる。ひとつは、（略）旋光計に通すと偏光面が回転し、もうひとつは回転せず光学活性をもたない」ことを発見した（光学活性は旋光性ともいう）。さらに、（光学活性をもつ）前者は、パスツールが示した、生物体からのみ生じる不斉の性質をもつ。ビートの根の汁には、活性アミルアルコールと不活性アミルアルコールの両方が含まれていたので、パスツールは、異なる条件でふたつの異性体を研究する貴重な機会を得ることになった。

パスツールは毎日ワイン醸造所に通い、とうとうワイン貯蔵室は仮設の実験室になった。[11] ビゴと同じようにパスツールも、よい香りがするワインもあるのに、一部のワインは腐ったような臭いを発することに気づいた。いやな臭いがするワインの樽には、なぜか膜が張っていた。これを不思議に思ったパスツールは、各樽からサンプルを採取し顕微鏡で観察した。ひじょうに驚いたことに、サンプルによって酵母菌の形状が異なっていた。傷んでいないワインのほうは、酵母菌が丸い形をしていた。傷んだワインのサンプルでは酵母菌が細長くなり、さらに、もっと小さく棒のような形をした別の構造のものがまざっていた。[12] バクテリア（細菌）だった。また、傷んだワインを生化学的に分析すると、不適切な環境のもとでは、ビートの根の硝酸塩（土壌に含まれる硝酸塩が根に吸収される）と水素が結合して乳酸が生じるため、腐敗臭を放ちワインの酸味が強くなることがわかった。

パスツールは、光学活性化されたアミルアルコールは酵母菌によって生成されたもので、それまで一部の科学者が主張していたように糖から生じるのではない、ということを決定的に証明した。この説明として、旋光計で計測するとアミルアルコールは、生物体でない糖がもとになった不斉とは明らかに異なる性質をしていることを示した。パスツールは、不斉は生物体のみによって起こると考えていたので、発酵は生物学的プロセスであり、ワインの製造過程に関係する酵母菌は生物体であると結論づける。

パスツールの説に反対する者は、乳酸あるいは酪酸を生成する糖発酵に酵母菌は必要でないし、腐った肉に酵母菌は認められない、と指摘した。しかし、樽のワインを「腐らせる」のは酵母菌でなく、バクテリア（棒状の微生物）だった。パスツールは、この考え方を用いて、同じ原理が酸っぱくなったミルクや悪臭のするバターにもあてはまることを示した。ただし、原因となる微生物の種類はそれぞれ異なるとした。顕微鏡で観察した微生物の属性にはそれぞれ特異性があるように思われたのだ。

パスツールの結論は先鋭的だった。生物体である酵母菌がビートの根の汁に作用を及ぼしているとすることは、一九世紀の化学の主流の主張と対立するものだった。従来のパラダイムを遵守する者は、発酵物質に微生物が存在することは認めたが、こうした微生物は発酵の過程で自然に発生するという前提に立っていた。しかしパスツールは、微生物は塵粒子《じんりゅうし》によって空気中を運ばれ、微生物自体が繁殖すると信じていた。微生物は何もないところから生まれるのではなかった。

パスツールは実験を重ねるなかで、発酵する物質を煮沸し微生物を除去した。そしてその物質をふたつの異なるフラスコに入れた。ひとつは上部が開口している普通のフラスコ。もうひとつは、埃などの粒子が入らないよう首の部分がS字型になっているもので、こちらも上部は開いており空気に触れるようになっていた。一定の時間がたつと、普通のフラスコには微生物が繁殖しはじめたが、白鳥のような首のフラスコは汚染されなかった。こうした実験から、パスツールはついに微生物が自然に発生するのではないことを証明した。自然に発生するなら、カーブした首のフラスコでも微生物が繁殖しただろう。この実験によって、こんにち生物学の根幹をなす原理のひとつが確立された――命あるもののみから命が生まれる。ソルボンヌ大学でこの発見について講演を行ったとき、「自然発生説は、今回の実験がわかりやすく証明したことのショックから永遠に立ち直れないでしょう」と述べた。[13] ほどなくして、これらの多様な微生物を表すのに「germ（細菌）」という言葉が使われるようになる。

またたくまにパスツールは、科学界の尊敬を集める正統派の化学者から、自身が「限りなく小さな世界」と呼ぶ説を主張する型破りな学者だとみなされるようになった。[14] その研究は、世界はどうなっているのかという問題について長いあいだ信じられてきた考え方を覆しかねないものだったので、ただちに攻撃された。科学雑誌の『ラ・プレス』は、このフランス人の科学者をこきおろす論評を掲載している。「ムッシュー・パスツール、あなたの実験はあなた自身にとって不利になる（略）。あなたが見せようとする世界はあまりに荒唐無稽だ[15]」

パスツールはひるみもせず、発酵と腐敗の関連を見出そうとした。「私の着想から限りない応用が開ける」と一八六三年に書き記している。[16] 「ずっと頭のなかにあった、腐敗による疾病という大いなる謎に迫ろうとしている」。パスツールが感染症にここまで執着するのにはもっともな理由があった。一八五九年から一八六五年にかけて、三人の娘を腸チフスで失っていたのだ。

パスツールは、発酵と同じように腐敗も、空気中を粉塵によって運ばれてきた微小な生物が増殖して引き起こされると考えていた。「あらゆる段階で生命体が死神の仕業を支配している」と書いている。[17] ただ、問題がひとつあった。パスツールは医師ではなかったのだ。研究が進むにつれこのことを残念に思うようになった。「伝染病のどれかひとつについて全力で実証研究に取り組むだけの特別な知識があれば（略）、どんなによいだろう」[18]。幸運なことに、パスツールの研究はすでに医学界のすぐれた人たちの関心を集めるようになっていた。その一人が、ヴィクトリア女王付の外科医、サー・トマス・スペンサー・ウェルズだった。

ウェルズは一八六三年英国医師会での講演で、発酵と腐敗に関するパスツールの最新の研究に言及した。リスターがこの問題に関心をもつのは、その一年先である。ウェルズは講演で、有機物の腐敗に関するパスツールの研究は、腐敗が伝染していく原因に光を当てるものだと論じた。「空気中に有機体の細菌が存在するというパスツールの発見を応用すれば、（略）細菌が傷からの分泌物や膿のなかからもっとも適切な滋養物質を見つけ、その物質を、吸収されると有毒な物質になるよう変質させているのだ、と簡単に推定できる」としている。[19] 残念なことに、ウェルズはその会議で望んでいたほどの反響を巻き起こすことはできなかった。[20] 出席者たちは細菌の存在を信じず、またウェルズ自身も、パスツールの研究を読んだ多くの者と同じように、腐敗は細菌によるという説を真剣に実践で試してみようとはしなかった。

リスターがバトンを受け継いだ。リスターは当初、パスツールの研究のなかでも、自身がすでに抱いていた考えの裏づけになる箇所に着目していた。患者の周囲の空気に危険が潜んでいる、というところだ。ウェルズと同じようにリスターも、パスツールの研究から、院内感染の原因は空気自体でなく、空気中に含まれる微生物であるという考え方を取り入れた。初めのころは、空気の汚染と傷の感染はあるひとつの有機体の侵入によって起こると考えていたようだ。空気中を浮遊するおびただしい数の細菌とさまざまに異なる毒性については考えが及ばず、細菌が多くの方法や媒介によって伝染することもまだ理解していなかった。

リスターは、傷口が空気中の細菌に触れるのを防ぐことはできないという、きわめて重要なことに気づいた。そこで、感染が始まるまえに傷のなかにある微生物を殺す方法を見つけることに関心を向けた。パスツールは、数々の実験を行い、細菌を殺す方法が三つあることを提示していた。加熱、ろ過、消毒である。リスターは最初のふたつは除外した。どちらも傷の治療には適用できないからだ。そこで、患者の傷を悪化させずに細菌を殺すもっとも効果的な消毒法を見つけることに注力した。「パスツールの論文を読み考えた。シラミがたくさんわいた子どもの頭に毒性がある薬品を塗ると、頭皮に傷をつけずにシラミを退治することができる。だから、組織の柔らかい部分を傷つけずに細菌を殺すような有毒物質を患者の傷に塗ればよいと考えた[21]」

外科医は、傷口を洗浄するためにときどき消毒薬を使ってきた。問題は、敗血症の原因について医師たちのあいだで統一された見解がなかったことで、このため消毒薬は一般に、感染が起きてから化膿を抑制するために使われていた。このころ『ランセット』は次のように報告している。「炎症を防ぎ、（略）治療することは昔から医師にとって処置のかなりの部分を占めていた。現在では炎症はそれほど恐れられていない。かつての医師は炎症を恐れていたが、現代の医師が恐れているのは敗血症で、炎症よりはるかに重大でさし迫った問題だ」。[22]たしかに敗血症は炎症よりはるかに危険だったが、残念なことに、『ランセット』は根本的に間違っていた。[23]炎症は化膿をともなうが、これはしばしば敗血症と腐敗の徴候だった。炎症それ自体は病気ではない。ただし多くの場合、炎症はもっと悪いことが進行していることを示している。この区別ができないかぎり、感染が起きるまえに消毒薬を使う根拠を外科医が理解するのは難しかった。医学界の大半が、炎症と膿は治癒の過程に不可欠だと考えていたからなおさらだ。きれいな膿が少量出るのは、正常な傷の治癒に必要だったが、過剰に分泌される膿、または汚れた膿は腐敗を起こす危険な媒介だと考えられた。

問題を複雑にしていたのが、多くの消毒用薬剤は効果がなかったこと、あるいは組織をさらに損傷していたことで、そのため傷口は感染に対する抵抗力がさらに弱くなった。ワインやキニーネからヨウ素やテレピン油まで、あらゆるものが感染した傷口の治療に使われたが、そのいずれも、腐敗がいったん始まると確実に止めることはできなかった。硝酸など腐食性の物質は、感染による腐敗に効果があったかもしれないが、過剰に薄められることが多かったため、実際は役に立たなかった。

一八六五年に入って数か月間、リスターは、院内感染の原因だとわかった微生物を防ぐのにもっとも効果がある消毒薬を見つけるため、多くの消毒液を試した。大半の結果は思わしくなかったが、おそらく、すでに炎症と化膿が始まってから使われたためと考えられた。リスターは、これらの溶液を予防的に使って有効性をテストしようと思った。まず、当時もっとも一般的に使われていたコンディ消毒液を使ってみた。成分は、初期のカメラマンがフラッシュを焚くのに使った粉にも使われた過マンガン酸カリウムである。リスターは、手術直後でまだ感染が起こる可能性がない患者にコンディ消毒液を使ってみた。助手のアーチボルド・マロックは次のように記している。「片手で患肢《かんし》を押さえ、もういっぽうの手で縫合糸が出ている組織片を押さえると、リスター医師が、やかんいっぱいに入った希釈した熱いコンディ消毒液を組織片の間にふりかけ洗浄した。最後にアマニ油を塗った布で断端を覆った」[24]。処置に使った合成物には、消毒薬として作用する強い酸化剤が含まれていたが、けっきょく傷は化膿しはじめた。リスターは求めていた結果を得られず、この試験を中止した。

そしてある日リスターは、カーライルの町で下水作業をしている技術者が、腐敗したゴミの臭いを抑えたり、廃水を灌漑に利用している近くの牧草地の臭いを消したりするために石炭酸を使っている、という話を何かで読んだことを思い出した。この方法を勧めたのは、マンチェスター王立研究所の化学の名誉教授、フレデリック・クレイス・カルヴァートで、パリで研究しているとき初めて、この化合物の驚異的な特性を知った[25]。技術者たちの取り組みのなかで予期していなかった成果は、これらの牧草地に放牧されていた家畜に牛疫《ぎゅうえき》の流行を引き起こしていた寄生原虫も、石炭酸で駆除されたことだった。リスターは「町の下水に石炭酸が及ぼした目ざましい効果に驚愕した」と述べている[26]。これが、ずっと求めてきた消毒薬になりうるのだろうか。

石炭酸はフェノールの名でも知られており、コールタールの誘導体（化合物の分子構造の一部分が変化してできた化合物）である。一八三四年に発見され、加工されずにクレオソート（防腐剤）として線路の枕木や船の木材を保護するために使われていた。[27] イギリスの外科医のあいだでは知られていなかった。食物の保存に使ったり、寄生虫の駆除剤や防臭剤として使うなど、さまざまな用途が推奨されていた。

リスターは、いつも力になってくれているトマス・アンダーソンから粗製の石炭酸を入手し、その性質を顕微鏡で観察した。すぐに、患者に対する効果を試すにはこの化合物がもっと必要だと気づいた。アンダーソンは、リスターがマンチェスターのカルヴァートと直接連絡がとれるようとりはからった。カルヴァートは、石炭酸を、加熱すると液化する白い結晶にして少量の規模で製造しはじめたところだった。かなり前からカルヴァートは、傷のかさぶたが脱落するときや解剖用遺体を保存するときなど、医療でコールタールを使うことを提唱していた。喜んでリスターに石炭酸のサンプルを提供した。

リスターはいくらも待たずに検証を始められた。一八六五年三月、王立病院の患者の手首からカリエス（壊死した骨）を切除した。それから、汚染物質をすべて除去できるよう傷口を石炭酸で丁寧に洗浄した。たいへん残念なことに感染が起こってしまい、この試験は失敗だったと認めざるをえなかった。数週間後、次の機会が舞い込んだ。ニール・ケリーという二二歳の患者が脚を骨折して王立病院に運ばれてきた。ふたたびリスターはカルヴァートの石炭酸を脚の傷に塗った。が、まもなく化膿しはじめた。それでも石炭酸が鍵を握っていると信じ、失敗の原因は自分にあると考えた。「結果は失敗に終わった。これはやり方が不適切だったのだと思う[28]」

引き続き患者に石炭酸を試すには、より適切なしくみを導入する必要があった。やみくもに試すわけにはいかなかった。患者により数多くの異なる条件があるので、石炭酸そのものの有効性を解明することが困難になるからだ。このため、当面のあいだ手術をした患者は除外することにした。また、閉鎖骨折は皮膚に損傷がないので、微生物は開いた傷口以外の経路では侵入できないだろうと判断した[29]。そこで、石炭酸を使用する試験を開放骨折、つまり折れた骨が皮膚を突き破っている外傷に絞ることにした。この種の骨折は感染率が高く、しばしば切断を余儀なくされる。倫理的な観点から、石炭酸を開放骨折に適用することは妥当だといえた[30]。消毒が失敗したとしても、手足を切断することができる――いずれにせよ、そうなる場合が多いのだから。そして、もし石炭酸に効果があれば、患者の手足は救われる。

リスターは慎重ながらも、この方法でうまくいくだろうと考えていた。できることは、開放骨折をした患者が病院に運ばれるのを待つだけだった。

グラスゴーのにぎやかな通りでは、日の出とともに馬車が大きな音をたてはじめ、市内の住人のほとんどが床につくまで続いた。上部が重い駅馬車が起伏のある道を危なっかしく通り、乗客を詰め込んだ乗合馬車が混み合った大通りを騒々しく行き過ぎる。高級馬のハクニーに引かれた馬車は堂々とした風情で通り、品物を積みあげた商人の荷馬車はほかの馬車のあいだをぬうようにして急いで市場に向かう。ときおり、黒い布をかけた葬儀馬車が会葬者の列をしたがえて現れ、弔意を表すように激しい往来が静まるが、通りはほぼ一日中、行きかう車輪と人の流れで騒々しかった。グラスゴーのような過密都市では、「あらゆる馬車の車輪から出る騒音が混じりあい溶けあって、しわがれたうめき声のようになっていた」と当時の人が書いている[31]。この街で毎日続く喧噪《けんそう》は、慣れない者の目と耳には暴力だった。

一八六五年八月初めの蒸し暑い日に一一歳のジェイムズ・グリーンリーズが足を踏み入れたのは、まさにこの混乱のなかだった。グリーンリーズは数えきれないほど何度もこの通りを渡っていたが、一瞬、注意がそれた。通りに踏み出したとたん、荷馬車にはねられ地面に投げ出され、金属で縁どられた車輪に左足を押しつぶされた。御者が荷馬車を止め、あわてて飛び降りた。やじ馬が集まってくる。グリーンリーズは、叫び声をあげ涙を流しながら横たわっていた。馬車の重みで脛骨が折れ脛の皮膚を突き破り、傷口から血が流れていた。脚を救うには、とにかくすぐ病院に行くしかない。

この状態でグリーンリーズを病院に運ぶのは容易でなかった。脚の上から重い荷馬車をどけ、その場であつらえたストレッチャーに注意深く乗せ市内を運んだ。事故から三時間たって、グリーンリーズは王立病院に到着した。病棟に入ったときには、大量の血が失われ容態は深刻だった。

リスターはその午後の担当外科医として、患者が病院に運ばれてきたときから注意を集中していた。落ち着いて状況を把握する。骨は複雑に折れていた。さらに心配なことに、街を移動するあいだに付着した土や細かいゴミで脚の傷が汚れていた。切断も考えられた。リスターは、この少年よりはるかに軽い開放骨折で命を落とした患者を何人もみてきた。義父のジェイムズ・サイムなら即座に切断手術をするだろう。しかしリスターは、グリーンリーズがひじょうに若いことを考慮した。この少年が脚を失えば、ほぼ間違いなく二級市民の立場に追いやられ、将来仕事を得る機会が大幅に制限されるだろう。歩けなくなったらどうやって生活費を稼げばよいのだろうか。

だが、厳しい事実もあった。切断が遅れると、明らかに命を危険にさらすことになる。切断を遅らせているあいだに院内感染にかかれば、それから脚を切断しても、いったん発症した敗血症が進行するのを止められないだろう。いっぽうでリスターは依然として、石炭酸が感染を食い止められると信じていた。成功すれば、グリーンリーズの脚を、そして生活も救うことができる。待っていたチャンスだった。リスターはほんの一瞬で決断する。このチャンスを石炭酸にかけよう。

リスターはすばやく行動にうつし、痛みのためすでに意識が混濁している少年にクロロホルムを投与した。脚の傷口は何時間も空気にさらされていた。傷口から入り込んだ細菌が増殖するまえに、血まみれの傷を洗浄しなければならない。リスターは病棟外科医のマクフィーの手を借り、石炭酸で徹底的に傷口を洗った。消毒液が血液やリンパ液と一緒に流れ出ないよう、傷口を医療用パテで覆った。最後に、石炭酸が蒸発しないよう、包帯の上に銀紙（すず箔）をかぶせた。

それから三日間、リスターは二、三時間おきに銀紙の覆いを持ち上げ、包帯の上から石炭酸をふりかけ、グリーンリーズの回復過程を管理した。グリーンリーズは重傷を負ったばかりにもかかわらず元気で、リスターは、彼の食欲が正常なことに気づいた。さらに重要なことに、毎日脚を診察していて、包帯から腐臭がすることはなかった。傷はきれいに治りつつあった。

四日目、包帯をはずした。リスターの症例記録帳によれば、傷のまわりの皮膚はわずかに赤みを帯びているが、化膿は認められなかった。膿が出ていないのはよい徴候だ。だが、リスターは赤みが気にかかった。石炭酸が皮膚を刺激し炎症が起きていた。何としても避けなければならないと思っていた種類の炎症だ。石炭酸の消毒作用を弱めずにこの副作用に対処するにはどうしたらよいのだろうか。

リスターは、その後五日間、石炭酸を水で薄めてみた。残念なことに、消毒薬による炎症をあまり抑えられなかった。そこで、オリーブ油で希釈することにした。この方法は、石炭酸の消毒作用を落とさずに傷の炎症を鎮める効果があったようだ。まもなく脚の赤みは消え、傷口がふさがりはじめた。新しい溶液が功を奏したのだ。

荷馬車に脚を砕かれてから六週間と二日後、ジェイムズ・グリーンリーズは王立病院を歩いて退院した。

リスターは、石炭酸がずっと探し求めていた消毒薬であることを確信し、それから数か月間、王立病院の患者を次々に同じような方法で治療した。ウマに蹴られて右脚の脛骨をつぶされた三二歳の労働者、一・二メートルの高さに吊ってあった鎖がはずれて落ちてきた六〇〇キロを超える鉄の箱で脚が粉々になった二二歳の工場労働者などだ。さらに痛ましいのは工場で働いていた一〇歳の少年で、蒸気の力で動く機械に腕をはさまれた。リスターの記録によれば、少年は助けを求めて叫んだが、二分間、だれも来なかったという。その間も機械は動き続け、「前腕の尺骨側（小指側）を切りつけ［骨の］中ほどまで砕き、橈骨《とうこつ》（親指側の骨）は［後ろに］曲がった」という。[32]少年は王立病院に連れ来られたが、その時点で、折れた骨の上部が皮膚を突き破り、五センチから七センチほどの長さの筋肉が二片傷口から垂れ下がっていた。リスターは少年の腕と命を救うことができた。

すべてが順風満帆に進んだわけではない。このころ、二件の失敗があった。一人は、客でいっぱいの乗合馬車に脚をひかれた七歳の少年だった。リスターが休暇をとるのでマクフィー医師に患者を引き継いだあと、病院壊疽が起きた。[33]マクフィーはリスターほど几帳面に傷口の管理をしなかった。最終的に少年は生きのびることができたが、脚が一本少なくなった。もう一人は、負傷した数週間後にとつぜん死亡した。「何日かたったとき、おびただしい出血があった」とリスターは記している。[34]「流れた血がベッドをつたって床にしたたり落ちていた」ため、医療スタッフが気づいたのだった。骨折した脚にあった尖った骨の破片が腿の膝窩《しっか》動脈を突き刺し、五七歳の労働者は出血多量で亡くなった。

一八六五年に王立病院でリスターが担当した開放骨折の症例一〇件のうち、八例が石炭酸によって回復した。[35] マクフィー医師のもとで行った切断を除外すれば、リスターの失敗率は九パーセントだった。切断を数えても失敗率は一八パーセント（原文ママ）だ。リスターにとっては文句なしの成功だった。


いつもながら、リスターは可能な限り完璧にすることが重要だと思い、違う種類の傷で石炭酸の有効性を評価してから、研究結果を発表しようと考えた。最大のテストは、この方法が手術をした患者にも有効かどうかということだろう。ロバート・リストンがエーテルを使って歴史的手術を行い、痛みのない手術という新しい時代が幕を開けたのをリスターが目のあたりにしてから、二〇年がたっていた。あれ以来、外科医は積極的に身体を深く切り込むようになった。手術がより侵襲的になるにつれ、術後の感染も起こりやすくなっていた。リスターが感染の脅威を軽減できるなら、あるいは除去できるなら、手術は永遠に変わるだろう。外科医は、患者の傷が敗血症にかかるのではないかと恐れることなく、より複雑な手術をできるようになる。

リスターはまず、膿瘍、とくに結核性脊椎炎（脊椎カリエス）の合併症として起こる膿瘍に注意を向けた。これは、腸腰筋膿瘍《ちょうようきん》として知られ、腹腔の後ろにある長い筋肉（腸腰筋）のひとつに大量の膿がたまって起きる。多くの場合ひじょうに大きくなり、鼠径部《そけいぶ》のほうに向かって膨張し、切開とドレナージが必要になる。ただし、腸腰筋膿瘍は、できる部位によっては感染しやすいため、手術はきわめて危険だった。

それから数か月かけ、リスターは、切開箇所のまわりの皮膚を石炭酸で消毒しグリーンリーズに用いたのと同じようなパテ状の薬剤で傷口を覆うという方法を開発した。[36] よくある胡粉《ごふん》（炭酸石灰）を、煮沸したアマニ油で溶かした石炭酸溶液と混ぜた。傷とパテの間には、やはり石炭酸油（カルボル油）に浸したリント布をあてた。リント布に浸みてきた血液は布の下で固まった。包帯は毎日交換したが、石炭酸油を塗ったリント布はそのままにしておいた。時期がきてリント布をはがすと、きれいにふさがった瘢痕（傷痕）が残っていた。リスターは父に宛てた手紙で自慢する。「この方法で治療した膿瘍の患者の経過は、化膿に関する学説と見事に一致していました。しかも、これで治療がたいへんシンプルで簡単になったので、だれでも行うことができます。まさにこの点がすばらしいと思います[37]」

一八六六年七月、リスターは石炭酸を使った方法についてさらに改良を重ねていたが、UCLの系統外科学教授に空席が出たことを知った。グラスゴーで順調だったものの、相変わらずリスターは、父の近くにいられるよう――父は八〇歳になっていた――母校に戻ることを望んでいた。この地位に関しとりわけ魅力を感じたのは、教授職とともに、リスターのキャリアの出発点となったユニヴァーシティ・カレッジ病院での常勤ポストも得られることだった。

リスターは、UCLと病院で総長を務めるブローガム卿に手紙を書き、応募にあたっての支援を依頼した。手紙には「開放骨折の新しい治療方法に関する報告」という論文を同封した。そのなかで、腐敗の原因として細菌説を支持していた。この論文が、友人や家族、同僚を除くと、消毒の原理に関する初めての発表だった。ブローガム卿に支援の依頼をしてまもなく、選考に落ちたことが伝えられた。だがリスターは、この知らせに気をとられ長いあいだ研究から離れたりはしなかった。「最近ときどき考えるのですが、ユニヴァーシティ・カレッジ病院にいたとしたら、こういうふうには仕事をしていなかったでしょう[38]」。不採用の通知を受け取ってまもなく、ジョゼフ・ジャクソンに書いている。「ここにいて、もっと穏やかに、でもはるかに有用な仕事をしていくことになると思います」

リスターは、石炭酸の実験にもどり、治療の範囲を広げ裂傷と挫創にも適用した[39]。たとえば、ある男性の腕から大きな腫瘍を取り除いたことがあった。腫瘍はひじょうに深い位置にあったので、リスターは自身の消毒法を用いなければ傷が化膿すると考えた。患者は命も腕も救われ、数週間後に退院した。

この消毒法が成功するという証拠が毎年得られ、リスターはこの方法が意味することに確信をもちはじめた。「今では、腫瘍の除去手術なども、以前とはまったく違う感覚で行えます。どうやら、外科はすっかり違うものになりつつあるようです」と、ある日父に書き送っている[40]。この技法の有効性を世界に納得させることができれば、外科の将来の可能性は限りなく広がるだろう。

そして、グラスゴー王立病院で石炭酸の実験を開始した二年後、リスターは『ランセット』に研究結果を発表する。一八六七年三月一六日、「化膿状態の観察に基づいた、開放骨折、膿瘍等の新しい治療法について」と題した五部構成の論文の最初の部分が掲載された。残りの四つの部分は続く数か月のあいだに発表された。これらの論文でリスターは、ルイ・パスツールが提唱し大いに議論を巻き起こした、腐敗は空気中の細菌によって起きるという説に基づいた思考体系を提示した。「［空気中に］浮遊する微細な粒子は、下等生物の種類である細菌で、かなり以前から顕微鏡で明らかになっていたものの、腐敗があるところに偶発的に存在しているだけだとみなされていた」が、パスツールによって「細菌が本質的な要因である」ことが示された、と述べた。[41] このため「腐敗を起こす微生物を殺す作用のある物質を傷にあてがう」必要がある、とした。リスターの方法は、石炭酸の消毒作用を利用して、細菌が傷口に入るのを防ぎ、同時にすでに体内に侵入した細菌を破壊するものだった。[42]

リスターの論文は、パスツールの科学的主張に同意していることが明らかであったが、理論的というよりは実践的だった。各論文とも、症例の詳細な紹介に多くの部分がさかれ、それぞれの患者の傷の腐敗を防ぎあるいは抑制するため奮闘してきたことが語られていた。リスターは、読者に彼を信頼してよいのだと思ってもらい、この方法を自分で再現できるようにわかりやすく示そうとした。一連の論文では、なぜ特定の方法による包帯の処置は不適切だと退けたのか、またある方法が失敗したときになぜ違うアプローチを試みたのかと説明しながら、どのようにこの方法を編み出していったかも明示した。リスターが実験に持ち込んだ、どこまでも科学的な手法は、だれにとってもわかりやすかった。

さらに際立っていたのが、見事なまでに利他的な目的から、消毒法を発見し提唱したことである。クエーカー教徒の教育を通して私欲をもたない気持ちを植えつけられたことを明らかにしつつ述べている。「この方法を実践することによる恩恵は多大なので、できうるかぎり、この恩恵を広めていくのが自分の責務だと感じている[43]」。その恩恵の物理的な証拠を求めるなら、グラスゴー王立病院でリスターが担当するふたつの病棟で見つけられるだろう。これらの病棟は、新鮮な空気にあまり触れられなかったため、以前はもっとも不衛生な病院のひとつだったが、消毒を用いた治療を行うようになってから感染症にかかる患者が大幅に減った。リスターの病棟では消毒法を導入して以来、膿血症も壊疽も丹毒も、一件たりとも発生していなかった。

リスターは、数えきれないほどの患者の命を救う鍵になるだろうと信じている消毒法の福音を説くための最初の一歩を踏み出した。だがまもなく、どんな満足感さえそがれるような問題が、身近で持ち上がろうとしていた。

第九章　嵐

医学上の論争は……科学の進歩の過程でかならず起きる災難だ。大気を浄化する嵐のようなものなので、甘んじて受けなければならない。[1]　――ジャン＝バティスト・ブイヨー

一八六七年の夏、ハクニーが引く馬車を降りジョージ王朝様式の二階建て住宅の前の階段に足をかけると、イザベラ・ピムは肩に世界がのしかかってきたように感じた。息苦しくなるほどの夏の暑さのなか六四〇キロの旅をして、玄関の前に立ったところだった。その数週間前、イザベラ――家族からは愛情をこめて「B」と呼ばれていた――は、乳房に固いしこりを見つけていた。最悪の事態を恐れつつ、列車で苦しい旅をしてエディンバラ経由でグラスゴーに行こうと決断した。知るかぎり最高の外科医、弟のジョゼフ・リスターに診察してもらうためだった。

残念なことに、この時代の女性は、胸にしこりを見つけたあと、あまりに長い時間が経過してから助けを求める場合が多いのが実情だった。初期の乳がんの腫瘍は比較的痛みが少ない。いっ

ぽう、手術は恐ろしい痛みをともなう選択であり、手術を受けても死亡する可能性が高かった。ほとんどの医師は乳房から組織を十分切除しないため、がんの進行を止められなかったのだ。ロンドンでもっとも著名な外科医のジェイムズ・パジェットは、病巣を切除したあとでもしばしばがんが再発することを嘆いた。「悪いところをすべて取り除いたとしても、何かが残っている、あるいはしばらくして再発する。そして同じ疾患がふたたび現れ、多くの場合、症状や程度が最初のときより深刻になり、ほぼ死に至る」と書いている。[2]

一九世紀の前半、麻酔ができるまえは、激痛をともなう手術をできるだけ早く終わらせなければならなかったため、手術でがん細胞を取り切れないリスクがとくに高かった。当時六〇歳だったルーシー・サーストン（初めてハワイにキリスト教を伝えたアメリカ人宣教師の一人。エイサ・サーストンの妻）は、乳房切除手術のすさまじい試練を娘宛ての手紙につづっている。外科医は手術室にくると、手を開いてメスを見せた。

それから、長くて深い切り込みが入りました。まず乳房の片側、それから反対側に。ひどい吐き気に襲われ、朝食べたものをもどしました。ほとんど気が遠くなりそうでした。痛みは胸だけではありませんでした。全身に激痛を感じました。自分の身体が、あらゆるところが、壊れていくようでした。……何が起きているか懸命に見ようとしたのですが、思い起こしてみると、目に入ってくるのは、手首まですっかり血まみれになったドクターの右手だけでした。あとでドクターに言われたのですが、動脈から噴き出た血が目に入って、彼はいっとき目が見えなくなったそうです。手術は一時間半近くかかりました。ドクターは乳房を全部とり、腋の下の腺をとり、動脈を縛って血を吸いとり傷口を縫い、絆創膏をはって包帯を巻きました。[3]

サーストンは手術を乗り越えさらに二二年生きたが、多くの人はそうはいかなかった。麻酔の始まりとともに、外科医が痛みを考慮してメスを入れるのをためらうということがなくなったので、乳房の手術では次第に深い侵襲をくわえるようになっていた。このことにより、さまざまな理由で死亡率は惨憺たる結果になる。一八五四年、パリ大学の主任外科医アルフレッド・アルマン・ヴェルポーは、乳がんの治療はもっと徹底して行いがん組織をすべて摘出するよう、同僚の外科医に求めた。これを行う方法として、乳房だけでなくその下の胸筋も切除する、乳房全摘手術として知られる術式を推奨した。ただし、この方法をとると、当然ながら患者は術後に感染しやすくなる。

イザベラは、これと同じジレンマに直面していた。すでにロンドンの聖バーソロミュー病院の外科医に手術を断られており、エディンバラに立ち寄ったとき、ジェイムズ・サイムからも乳房切除は勧めないと言われていた。腫瘍が大きく、手術で効果をあげるには広範にわたり組織を切除することになる。サイムは、たとえ手術を生きのびたとしても、胸の傷が敗血症にかかって死に至ることを懸念した。リスターの消毒法を患者に適用し良好な結果が出ていたものの、これほど大きな傷になると、石炭酸を使っても使わなくても術後の管理が難しいと危惧したのだ。残された時間を生きるほうがよい。どれほどの時間が残っているかはわからないが。

しかし、イザベラはまだ望みを捨てていなかった。弟がこれまでに数多くのがん組織を取り除いてきたことを知っていた。最近は石炭酸を使い術後感染のリスクを下げることができた、と弟から聞いていた。リスターは記している。「Bは私を完全に信頼しているようだ[4]」

リスターはイザベラを診察し、自身初めてとなる乳房切除術を行うことに同意した。外科の世界で深く尊敬されている二人の助言に反することになるが、愛する姉の身体にがんが広がるのを食い止めるチャンスが少しでもあるなら、試してみなくてはならない。父に送った手紙に「手術がどういうものになるかを考えると、ほかの人に任せようとは思いません」と書いている[5]。ほかの人がだれもすすんで引き受けようとしなかったからではなかった。

まず、リスターは大学の解剖室に行き、死体を使って乳房切除の練習をした。手術をしようと覚悟を固めかけたそのとき、エディンバラへ行きサイムに相談することにした。明らかに、これまでひとかたならぬ敬意を払っていた人物に手術を反対されたことが、心に引っかかっていたのだ。こんどはサイムが折れた。「手術にまったく望みがないとはいえない」と、義理の息子との長い話し合いのあと言った[6]。二人は石炭酸に関するリスターの最近の実績について検討した。サイムは、石炭酸を使えばイザベラが直面する危険はほぼ防げるだろうと助言した。リスターは「彼はほんとうに親切で、控えめではあったけれど心からの思いやりをみせてくれました。かなり安堵してエディンバラを発ちました」とサイムとの面会について語っている。[7]

いくぶん心が軽くなってグラスゴーに戻ると、リスターはイザベラの手術の準備にとりかかった。手術の前日、ジョゼフ・ジャクソンに手紙を送っている。「この手紙が届くころには、愛するBの手術は終わっているでしょう。手術をすると決めたなら、もちろん一日たりとも必要以上に延ばすのは望ましくありません。ですから、昨夜、すっかり準備を整えました。……手術は明日の一時半を予定しています」[8]。イザベラの手術を行うのは、王立病院ではなかった。院内感染のリスクが高くなるのが目に見えているからだ。リスターは自宅で、ダイニングテーブルを使って乳房切除を行うと決めた。個人病院での診療費が出せる人にとっては常識的な選択だった。

一八六七年六月一六日、イザベラ・リスター・ピムが臨時の手術室に入ると、弟が三人の助手を従え待っていた。手術用の器具はあらかじめ石炭酸に浸したうえ、イザベラが目にして不安がらないよう、布で覆ってあった。イザベラは、まえの晩に食事をしたテーブルに横たわり、まもなくクロロホルムで深い眠りに落ちた。リスターと三人の外科医は石炭酸溶液に手を浸した。続いて、イザベラが手術を受ける部位を洗浄した。リスターがメスを手にして前に進み出た。慎重に胸の筋肉の両側を切開し、腋の下まで切り込んだ。乳房の組織と筋肉、リンパ節を取り除いてから、傷口を包帯で覆うことに注意を向けた。

リスターは石炭酸とアマニ油からなる消毒液にあらかじめ浸しておいたガーゼを八枚重ね、胸を覆った。[9] 実験をくり返すなかで、目が粗い材質の包帯は、血液や分泌液で石炭酸が流れてしまうため最適ではないことを発見していた。ジャコネットと呼ばれる浸透性が低い木綿の布を、やはり消毒液に浸したうえ、いちばん上のガーゼの下にはさみ込んだ。こうすると、傷口から分泌液は浸み出るが、一緒に石炭酸が流れるのを防ぐことができる。そうして身体の前と後ろを包帯で巻いた。ガーゼはすべて、肩峰《けんぽう》（肩甲骨の上にある骨のような突起部分）から肘の少し下まであり、脊椎から腕まで覆っていた。リスターは、身体の側部と腕の下半分の間にもかなりの量のガーゼを置き、腕が身体に近づきすぎないようにした。この体勢はイザベラにとっては窮屈だったが、傷口から分泌液が流れるよう傷と腕が離れていることがとくに重要だとリスターは考えた。イザベラは包帯でミイラのようになって客用寝室に運ばれ、回復を待った。

　助手のヘクター・キャメロンは、これほど思い切った手術を大切な人に施すのが、リスターにとって精神的、感情的にどれほどつらかったか、指摘する。[10] 手術が終わったとき、リスターは安堵感に包まれていた。「終わってよかった。……姉でなかったとしても何とか手術をしただろう。だが、二度とやりたくない[11]」

　手術中と手術後にリスターが注意深く石炭酸を使ったおかげで、イザベラの傷は化膿せずに治った。リスターの尽力でイザベラは生きのびたが、三年後、こんどは肝臓にがんが再発する。このまえと違って、リスターが姉のためにできることはなかった。それでも、消毒法は、乳がんの手術の将来に新しい希望をもたらしたといえる。術後に敗血症を起こすリスクを考慮するのでなく予後だけを考え、外科医が乳房切除の決定を下せる日が、まもなく来るだろう。

イザベラの乳房切除が成功し王立病院で良好な結果が続いていたことが自信になり、リスターは石炭酸についての研究を論文にまとめ英国医師会に提出した。一八六七年八月九日、「外科の実践における消毒の原理」と題した論文を発表した。[12] その数週間前に、五部構成の論文の最後の部分が『ランセット』に掲載されたばかりだった。その論文に対し医学界から否定的な反響はまだなかった。それどころか、肯定的な反応が圧倒的だった。リスターが『ランセット』に、手術と開放骨折の治療とに石炭酸を使い成功した七件の症例を報告したとき、サイムはリスターを支持した。[13] こうした経緯にもかかわらず、英国医師会でリスターが講演したあと、『ランセット』の編集者は前向きな評価に慎重だった。「開放骨折での石炭酸の効果に関するリスター教授の結論が確認されたとしても（略）彼が発見したとすることの重要性を高く評価することは難しいだろう[14]」

嵐が起こりつつあった。リスターの消毒法に異を唱える声が出はじめたころは、消毒法がほんとうに有効かということはあまり問題にされなかった。もっとも議論になったのは、大陸ヨーロッパの外科医は何年も前から石炭酸を使っていたにもかかわらず、リスターは石炭酸の消毒作用を自分が発見したように主張している、ということで、このように誤って信じて批判する者が多かった。九月二一日、エディンバラの『デイリーレヴュー』紙に「カイラージカス（Chirurgicus）」（「外科医」の古い言い方「chirurgeon」をもじったものと思われる）という署名が入った投書が掲載された。そのなかで筆者は、手術での石炭酸の使用に関しリスターが最近発表した論文は「我々の名声を傷つけるものだと考えられる。石炭酸を初めて手術に使用したのがリスター教授だとしているので、とくにフランスとドイツの人々は名誉を傷つけられたと考えるだろう」[15]と述べている。さらにカイラージカスは、リスターが初めて石炭酸を使ったときよりずっとまえに、フランスの内科医で薬剤師のジュール・ルメールが石炭酸について発表していた、と指摘する。「私の前には、(略) このテーマについてパリのルメール博士が書いた分厚い本がある。第二版が一八六五年に出版されている」。この投稿者は、ルメールが「石炭酸は手術による化膿を抑えることに役立ち、開放骨折と傷の包帯に使用できる」ことを示した、と主張した。

仮名を使っているものの、カイラージカスの投書が、大きな影響力をもつ医師でクロロホルムを発見したジェイムズ・Y・シンプソンの手によるものだということが、だれの目にも明らかだった。この著名な産科医は、精力的にこの投書を医学界の人々に配布した。そのなかに、『ランセット』の編集者のジェイムズ・G・ウェイクリーがいた。一週間後、『ランセット』にウェイクリーの注釈つきで先の投書が掲載された。注釈は「リスター教授は、この薬剤をイギリスに広く伝えたことについては功績がある」[16]とするものだった。この見解により、世界一流の医学雑誌は、リスターの唯一の功績は大陸の慣習をイギリスで複製したことのように思わせた。事実は、科学理論に基づき傷の管理に革命的な方法を提案したにもかかわらずである。

シンプソンには、リスターの消毒法の意義をできるだけ目立たせないようにしたいという個人的な動機があった。つまり、リスターの方法が効果があるとすると、同じように化膿を引き起こさずに治癒させる方法であるシンプソンの針圧止血法と真っ向から対立することになるのだ（針圧止血法は、かつてサイムがエディンバラ王立病院の手術室の見学者の前でシンプソンの小冊子を引き破って非難したあの技法である）。針圧止血法は、切断した太い血管の端を、金属の針を使って血管の下の皮膚か筋肉組織に押さえつけることによって手術中の出血を止める方法で、この方法を用いれば、術後感染の原因になることが多かった結紮の必要がなくなるのだった。リスターは、一八五九年に発表した論文で針圧止血法を否定していたが、シンプソンはまったく意に介さなかった。リスターに針圧止血法の小冊子を送りつけ、冊子に添えた送り状で、外科医が「大きな傷口にある死んで腐敗した血管組織を……入念にひとつひとつ結紮するのは、奇妙で理解できない」[17]と批判していた。シンプソンは、彼が提唱した技法を使う外科医がほとんどいないことにこだわっていた。リスターの伝記作家の一人は、シンプソンは針圧止血法に疑問を呈するようなことは何であれ神経質になっていたとしている。「シンプソンは、針圧止血法の優位性が確立された（と自分が信じた）あとで相変わらず切断手術で結紮法を使うことは、断じて我慢ならなかった」という[18]。

リスターは、またも雄牛のように強情なシンプソンと角を突き合わせることになった。エディンバラの『デイリーレヴュー』紙が初めて批判記事を掲載した数週間後、リスターは『ランセット』にカイラージカスに対する回答を発表した。ルメールの著作を読んでいなかったことを認めたが、これは「驚くほどでもない」、なぜならこのフランス人外科医の研究は「我々外科医の関心を集めるようなものではなかったと思われる」からだと主張した。[19] 続いて、この消毒方法《システム》を使った治療をグラスゴーの病院で実際にみた人は、その独創性をだれも疑問にしなかった、と自分の方法を擁護した。「新奇性は、石炭酸を外科に用いたことでなく（そのような主張は一度もしていない）、外部からくわえられた作用から回復する過程を保護するために用いる方法にあるのだ」と書いている。返答の最後は皮肉でしめくくられている。「このようなとるに足らない難癖をつけたところで、有用な方法を導入することを阻止できない、と信じてペンをおく。敬具、早々」

リスターは来るべきことに備えてルメールの著書を探した。七〇〇ページの本はグラスゴーのどこにもなかったので、エディンバラまで行き大学の図書館で手に入れた。[20] ちょうど二、三日まえに都合よく出てきたのだった。おそらくシンプソンが自分で置いていったのだろうが、リスターはその疑念をけっして口にしなかった。読み進めるうち、ルメールが、考えうるかぎりのほぼすべての病気に石炭酸を使うよう推奨していることに気がついた。もっとも重要なことは、それを使う方法や指針については何も示していないという点だった。また、石炭酸が空気を洗浄し傷の治癒過程を改善するために効果があると報告しているいっぽうで、身体からの分泌物が発する臭いを軽減するために使うよう推奨している。ルメールは腐敗により化膿が起こるとは考えていなかったのだ。リスターは本を読み終えると、ルメールの見解には疑義があると父親にぶちまけた。「彼は、ばら色の眼鏡でもかけ希望的観測でもって自分の実験結果をみていたに違いありません。なぜならきわめて薄い石炭酸溶液を使っているからです[21]」

一〇月一九日、リスターは、カイラージカスへの二度目の回答を発表した。外科で初めて石炭酸を使ったのが自分だと言ったことは一度もない、とくり返し強調した。「石炭酸の使用による成果は、特定の効力によるものではなく、腐敗を起こす有害な影響から傷口が効果的に保護されることで得られる驚異的な回復力によるものである」[22]。それでも、石炭酸はリスターがもたらした心強い成果の重要な要因でなかったというのだろうか。議論をルメールから核心である治療法に戻そうとしてだろう、リスターは次のように論じた。「普通に使われているほかの消毒剤を使ったとしても、（略）同じ原則に基づいて試験を行っていれば、ほぼ同じ結果が得られただろうと考える」

この回答文には、ある医学生からリスターに贈られた手紙が添えられていた。フィリップ・ヘアという学生で、数年前に石炭酸で下水処理を行ったカーライルに住んでいた。リスターは、この青年は「単に石炭酸を使うことと私が推奨する方法で使うこととの違いを容易に理解している」と断言した[23]。ヘアは手紙のなかで、前年の冬にパリで勉強していたが、リスターの消毒方法に匹敵する治療は実践されていなかった、と明言した。帰国してから、エディンバラでリスターの消毒法が使われ成果をあげているのを実際に見ており、リスターの主張を正しいと証言する知り合いの卒業生八人の名前と住所を伝える、とリスターに書き送っていた。

シンプソンは反論されるのが好きでなかったので、リスターの回答は彼の怒りを増幅させただけだった[24]。産科医シンプソンは偽名を捨て、『ランセット』でリスターに真っ向から反論する。初めに、リスターが使った「とるに足らない難癖」という言葉について辛辣に批判したが、これでシンプソンがエディンバラの『デイリー・レヴュー』の投書の筆者だということが暴露されたも同然だった。シンプソンはまたもルメールに触れ、リスターが既存の医学文献を知らなかったことは非難に値すると責めた。続いて、アバディーン大学病院のウィリアム・ピリーが針圧止血法を用いて乳房の腫瘍を除去した症例の三分の二で化膿が起こらなかったとし、リスターの消毒法が効果があるかどうかは別として、針圧止血法が化膿を防ぐすぐれた方法であると論じた。だれも彼の言うことをすぐには明確に理解できなかったときのためにつけくわえた。「この件に関してリスター氏が主張する説と使用法はすべて、ほぼ間違いなく他の人が先に発表したものだ、と指摘させていただく」

リスターは挑発に乗らなかった。『ランセット』に短い返答を送った。「私は、これまでこの問題に真実の光をあてようと尽力しており、だれに対しても不当なことはしたくないので、「シンプソンの」申し立てにコメントすることは差し控える」とした。[25] かわりに、その後数か月にわたり掲載される一連の論文で、彼が打ち立てた消毒方式のメリットを読者に説明し、シンプソンの批判が正当かどうかを医学界の判断にゆだねる、と述べた。リスターは、この消毒法は科学的根拠に基づいて判断されるべきであり、雄弁に擁護できたかどうかで判断すべきでないと信じていた。

幸運なことに、リスターの最後の回答が『ランセット』に掲載されたまさにその日、シンプソンが針圧止血法を主張するために引き合いに出したピリー教授が、同誌に投稿した。ピリーは、とくに火傷の治療における石炭酸の利点を称賛し、リスターの消毒法が他の病気の治療にも有用であるなら「危険で苦痛をともなう外傷には大きな福音となるだろう」とした。[26]論説のどこにも針圧止血法の記述はなかった。シンプソンはひとまず沈黙した。

リスターは公には威厳を保ち沈黙を守ったが、内心では攻撃され傷ついていた。ジョゼフ・ジャクソンに宛てた手紙につづっている。「私が書く論文に、医学雑誌の編集者がまったく関心を払わないなら、それがいちばんいいとずっと思っていました。私の研究の成果が――成果があるならですが――病気に関する知識や治療を向上させるうえでよい影響を静かに生み出してくれればいいのです[27]」。さらに悲しげにつけくわえた。「名声はこの世の土地に育つ植物ではありません」。リスターの甥は、リスターがシンプソンの攻撃を不快で苦痛に感じていたと述べている。もの静かで控えめな外科医はかつて、ロンドンに比べるとスコットランドの町は専門家同士の争いがはるかに少ないので自分の気性にあっていると思っていたが、目のまえにある問題がどれほど困難かに気づきはじめた。この消毒法による治療を外科医に採用してもらうには、数人ばかりの医学生が証言しても十分ではないだろう。

リスターの消毒法に反論する者の多くは、その方法を、化膿した傷に軟膏を塗ってよくなるのを待つという昔ながらの慣習になぞらえ、ワインやキニーネ、コンディ消毒液などを何十年も使ってきた医師と同じ考え方だとみていた。フレデリック・W・リケッツというリヴァプール出身の若い内科医がシンプソンを支持し、針圧止血法は「簡単で効果があり洗練されている」が、リスターの方法は「時代遅れで洗練されていない」と論じた。[28] 同様に、一八六七年一〇月に任期が終了するまでグラスゴー王立病院でリスターとともに仕事をしていた内科医のジェイムズ・モートンは、石炭酸は「一般に行われている消毒法に比べすぐれているとはまったくいえず、せいぜい同程度だ」と結論づけた。[29] リケッツと同じくモートンもリスターの方法は古いと考えており、その治療を「方法《システム》」と呼んでいることに異議を唱えた。その方法の本質はすでに行われているさまざまな「消毒包帯法」のひとつであるとし、リスターは「ペンを少々速く走らせすぎて」自分の成果を賛美したのではないか、と述べた。[30]

リスターの消毒法を患者に適用しようとする旧世代の外科医もいたが、彼らも、消毒法の核になっている、細菌が腐敗を引き起こすという説を受け入れることには抵抗していた。感染の原因を正しく理解しないままでは、リスターの治療法を的確に使用できない可能性が高い。論争のただなかで、リスターはグラスゴー内科外科学会で講演を行い、消毒法を取り入れるにあたっては確固たる原理、つまりルイ・パスツールの説に基づいて管理しなくてはならないと強調した。[31]

同僚のモートンは、リスターの方法にただ難癖をつけたのではなかった。細菌が腐敗の要因であるという前提も受け入れていなかったのだ。モートンは、リスターが発表した研究は恐怖をあおる性質のものだとした。「自然を残忍な魔女のようなものに見立てている」と書いている。[32]「魔女のあくどい陰謀を抑えなくてはならない、自然という魔女はもはや信頼できないので捕まえて改心させなくてはならない、としている」と述べた。『ランセット』の編集者でさえ、「細菌」という言葉を使いたがらず、「空気中に含まれる腐敗要素」と呼んだ。[33] キャリアの絶頂にいる外科医たちにとって、一五年も二〇年ものあいだ、目に見えない小さな生物のせいで傷が感染し知らないうちに患者を死なせてきたかもしれないという事実は直視しがたかったのだ。

リスターの消毒法には実践面で問題もあった。手順があまりにも複雑だったうえ、たえず改良がくわえられていた。細菌が原因だと認める外科医であっても、その多くは、期待どおりの結果を出すために求められる正確なやり方でリスターの消毒法を実践することができなかった、あるいは実践しようとしなかった。彼らは正確さよりもスピードと実用を重んじる世代の外科医に訓練されていた。「ラウズ氏は、手術で縫合に入るまえにときどき傷口をスポンジで押さえたが、それによる利点がみられなかったので、その方法をやめた」と、ある報告に記録されている。[34] 同じように、外科医のホームズ・クートは「リスターの方法は面倒だったため、賛同しなかった」という。[35] 別の外科医は、リスターの消毒法は、化膿が始まったあと抑えることはできるが防止する効果はない、と報告している。「しかし、化膿を防止する性質については満足のいく結果が得られなかった」という。[36]

著名な外科医のジェイムズ・パジェットは、ロンドンでリスターの消毒法を実験したところ、何通りかの異なる結果を得た。最初に発表した論文では、この消毒法を用いる方法が正確でなかったと認めた。[37] しかし、しばらくしてリスターの消毒法を全面的に否定し、とくに石炭酸が傷に長時間残っているときは危険だと論じた。今回は注意深く各手順を踏み「リスター教授のように完全ではないとしても、すべてにわたりこれまで以上に正確に骨折の治療に適用した」が、パジェットの見解では、リスターの消毒法は「明らかに効果がなかった」という。[38]

パジェットは医学界において傑出した立場にあったため、この主張は不利な証言になった。リスターの消毒法に対するもっとも激しい抵抗がロンドンから起こったのは驚くことではない。次から次へとリスターに反対する意見が舞い込み、『ランセット』の編集者は、なぜロンドンの医師たちがことさらにリスターの方法に反対なのかいぶかった。「ロンドンでは化膿の状態がグラスゴーとは違っているのだろうか」と冗談めかして疑問を投げている。[39]「それとも、リスター氏が『この注意を怠ったらけっしてうまくいかない』とするやり方で消毒法を試みているのだろうか」。ほかの人たちが粗雑でいいかげんなやり方で消毒法を用いているかぎり、支持を得ることはほぼ望めない。リスターはより積極的に取り組む必要があった。

第一〇章　グラスガーデン

新しい意見はつねに疑いの目でみられ、たいてい反対にあう。まだ一般的でないという、ただそれだけの理由で。[1]　――ジョン・ロック

ジェイムズ・サイムは、部屋の向こうから助手が奇妙な視線を送っているのに気づいた。シャンドウィック・プレイスで開業している診療所で午前中の患者を診察しているあいだずっと、トマス・アナンデールがじっと見つめているのが、気に障りはじめた。年老いた外科医はここ二か月というもの、つらい経験をして気分が落ち込んでいた。一八六九年の春、サイムは七〇歳に近づいていた。二月に妻のジェマイマがとつぜん亡くなり、心にも家庭にもうつろな空間ができた。ジョゼフ・ジャクソンは――彼も妻を失っていた――知らせを聞いて息子に手紙を送った。「そなたの敬愛する義理の父君が、近しい人を亡くし家でどれほど寂しい思いをしておられるかと、同情申し上げる」。ジェマイマという心あたたまる存在を失ったミルバンク・ハウスは、以前

とは変わってしまった。

サイムは、家族や友人は自分のことを心配してくれているのだとわかっていた。ただ今朝は、アナンデールの懸念がもっと具体的なものであると感じていた。一時間まえ、サイムは患者に話しかけている自分の唇がゆがみ、処方箋を書く手が震えているのを感じた。それでも、あまり深く考えなかった。たぶん吃音が一時的に戻ってきたか、加齢の影響だろう。とはいうものの、原因が何であれ、アナンデールのせいで落ち着かなくなっていたので、見つめるのはやめてもらおうと思った。この若者は、こんな些細なことを気づかれはしないだろうと思っているかもしれないと考え、大きなはっきりした声で伝えたが、「この奇妙な神経にさわるような感覚は何だろう。話をしたいのに声が出ないような気がした」という。

その日、サイムは市内を回って手術をいくつか行った。そのあいだじゅう、アナンデールの目が刺すように自分を見つめているのを感じていた。どの手術でも、若いアナンデールはサイムの脇にいた。「心配しながらひとつひとつの手順を見守っていた」とのちにアナンデールはふり返る。「「手術のあいだ」サイム先生の動きに……おかしなところは見られなかった[2]」。それでも、何かが違うという感覚を拭い去ることができなかった。

二人は午後遅く、シャンドウィック・プレイスのサイムの診療所に戻った。診療所に着くとサイムの息子と姪が診察室で待っていたので、サイムは話をし、そのあいだは、不審なものでも見るようなアナンデールの視線から逃れることができた。短時間だったが心地よい会話のあと、次の患者が来るころになったので、家族に退出するよう促した。診察室のドアを閉めるとき、アナンデールが家族のほうへ近寄っていき、声をひそめて廊下で話をしているのに気づいた。数分後、大きな音が響き渡った。サイムが床に倒れたのだった。

サイムは麻痺発作を起こしていた。会話はできるようになったが、左半身が使えなくなった。厳しい状況だったが、周囲の人たちは希望をもっていた。年老いたサイムは一年前にも発作を起こしたが、回復した。二度目も大丈夫だろうとだれもが思っていた。『ランセット』はこの知らせを医学界に伝え、発作は深刻でなく「完全に回復すると見込まれている」と述べた。[3] 数週間後、ふたたび『ランセット』はサイムの容態を報告する。手が動くようになり、庭を歩けるようになっていた。「医学界のみなが同じ気持ちを共有している」と記事は続ける。[4]「サイム氏がこれからも長生きし、類まれな技術による手術は行わなくなったとしても、少なくともこれまでどおり、専門的な問題について明快な見解を披露してくれることを願っている。サイム氏はこうした問題に豊かな経験と賢明な判断をもって取り組み、医学界の権威になったのだ」

リスターと妻はエディンバラに行き、サイムの療養に付き添った。アグネスは、妹のルーシーとともに看病を引き受け、サイムはゆっくりではあったが確実に回復しはじめた。だがまもなく、老いた外科医は自分の限界を悟る。その夏、サイムはエディンバラ大学臨床外科学教授を辞任し、リスターが後を継ぐことを希望した。[5] すぐに医学部の学生一二七人がリスターに、教授に就任するよう嘆願する書簡を送った。「先生こそだれよりも有能な方だと確信してお願いしていま す」と訴える。[6]「サイム先生のおかげで、この大学と教授の地位は名声が高まり品格が備わりました。この名声と品格を、外科学におけるすぐれた学識と功績をおもちの先生がきっと引き継いでくださることでしょう」。学生は、リスターのこれまでの科学への貢献とともに石炭酸に関する最近の研究を賛美した。「先生の消毒法は、イギリス外科界の歴史のなかで画期的なもので、外科にとって永遠の栄光であり、語りつくせないほどの恩恵を人類にもたらすでしょう」。これ以上の説得は不要だった。一八六九年八月一八日、リスターはエディンバラ大学臨床外科学教授に選任された。

エディンバラに戻るのは、悲劇的な状況によるものだったとはいえ、喜ばしいことだった。サイムの友人の一人はリスターに手紙を送った。「だれにとっても、たいへんうれしいことでしょう。とくにサイム氏にとっては。もし最悪の人が選ばれ最高の人が選ばれなかったら、彼は生きる気力を失っていただろうと思います」[7]。『ランセット』はリスターの任命を祝福したが、消毒法を承認することには慎重だった。「我々はずっとリスター氏の立候補を強く支持してきた。(略)氏の尽力している消毒法が期待がもてるものかどうかは検証の必要があるものの、リスター氏は外科における科学的な側面を高めたと十分判断される」[8]

翌月、リスターとアグネスはエディンバラに戻った。アバクロンビー・プレイス一七番地に仮住まいしたあと、シャーロット・スクエア九番地の立派な住宅に移った。その家はかつてサイムがミルバンク・ハウスに移るまで所有していたもので、取得には多額の費用がかかったが、リスターは賄うことができた。病棟外科医になってから長い道のりのすえ、ここまで来たのだった。

そのころ、リスターの消毒方式に対する嘲笑はさらに高まっていた。医学界の多くの者がリスターをうぬぼれたやぶ医者だと決めつけ、彼が考えていることは、よく言ってもくだらないもので、最悪の場合は危険だとした。[9] ロンドンのユニヴァーシティ・カレッジ病院では、外科医のジョン・マーシャルが、乳房切除術を受けた女性の尿が緑色になったとして、消毒法を非難した。同じような報告が相次いだ。リスターにとっては驚きだった。石炭酸中毒の危険性については、実際に目にしたことがありすでに認識していたので、何年もまえに溶液を希釈するよう医師に注意を呼びかけていたのだ。[10] またも、ほかの人たちがあまり注意を払わずに消毒法を用いるために起こった失敗の例だと確信した。

とくに声高に批判していた一人が、グラスゴー出身の外科医ドナルド・キャンベル・ブラックで、リスターの消毒法を「最新の医学おもちゃ」と呼んだ。[11] 彼はリスターの結果は偶然によるものだと考え、リスターを「石炭酸《フェノール》マニア」と非難し警戒するよう呼びかけた。リスターのような外科医の「趣味が高じる」ことほど「医学や外科学の真の科学的進歩を妨げるものはない」と書いている。さらに、グラスゴー王立病院で実際に改善がみられたのかと疑問を呈した。ブラックは『メディカル・タイムズ・ガゼット』の統計を入手し、リスターの病院では八年間、切断と開放骨折による死亡率に変化はなかったと示唆した。

一八六〇年から一八六二年のあいだにグラスゴー王立病院では、切断手術を受けた患者の三分の一が死亡した。また、切断には至らなかったが開放骨折を負った患者の四分の一が死亡した。リスターの消毒法がすでに病院で導入されていた一八六七年と一八六八年も、死亡率はほぼ同じだった。[12]むしろ、切断で死亡した患者の数は若干増加していた。ただし、この統計は病院全体の死亡者数を表しているので誤解を招くものだった。グラスゴー王立病院の外科医全員がリスターの消毒法を採用していたわけではなかったのだ。消毒法を採用していた医師でも、多くは期待される結果を出すために必要な、正確かつ一貫した方法で実践していなかった。この相違を説明するため、リスターはいずれ、同じ病院で別の医師が行っている事例と自身の成功例とを区別して示すことになる。

リスターの結果を受け入れた者も、死亡率が下がった真の理由をめぐっては、まだ疑念を抱いていた。何人かの医師が、リスターの成果は病院の新築の外科病棟で衛生状態が全体的に改善したためであり、消毒法だけによるものではないと主張した。リスターは反論する。「私がこれまで述べたような病棟での衛生状態の変化がそのような要因によるものだとする仮説は、まったく問題外だ」とした。[13]石炭酸を使うまで、自分が担当する病棟はグラスゴー王立病院のなかでもとくに衛生状態が悪かったとくり返し、「病院の既得権益と関係した批判ではないかと思われる」とまで言った。リスターは、こうした非難はたいてい病院の経営者たちと直接結びついていると信じていた。グラスゴーに初めて来ようとしたとき、王立病院の外科医に就任するのを妨害した人たちだ。リスターは「病院経営組織とはたえず衝突してきた」と書いている。[14]経営者たちは、グラスゴーの人口増加に対応するため病床数を増やしたいと考えていた。経営者たちは病室の高い壁を取り払い空気の循環を改善したが、それはリスターが石炭酸を患者に使いはじめてから九か月あとのことだった。したがって、これが病棟で死亡率が下がった要因にはならないと、リスターは確信していた。成功したのは病棟で食事の質と配給量が改善したからだという人たちについては、食事だけで膿血症や丹毒や病院壊疽がなくなるという考えは「知性ある医師の頭には、なかなか入ってこないだろう」と書いている。[15]

グラスゴー王立病院の状況に関するリスターの指摘を、この先駆的な外科医を侮蔑していた病院経営者たちが見過ごすわけはなかった。理事の秘書ヘンリー・ラモンドは、即座に反応した。『ランセット』の編集者に書簡を送り、リスターのこれまでの非難は「病院の状況と不潔さに関連するものであるが、(略)これは不当で、事実に基づくものではない」と述べた。[16]経営者たちは、最近の院内死亡率の低下にリスターの消毒法はあまり役に立っていないと考えていた。さらに「病院の衛生状態が改善し良好な状況にあることは、内科でも外科でも明らかで、これはおもに、換気の改善、食事の向上、すぐれた看護によるものであり、こうしたことに病院の理事は近年ひじょうに注意を払ってきた」と主張した。

もっとも激しい非難は、リーズのイギリス人外科医トマス・ナネリーによるものだった。ナネリーは、自分の患者にはだれ一人として石炭酸を使わないことに大いなる誇りをもっていた。一八六九年の英国医師会の講演で、リスターの消毒方式は「根拠がない思い込みで、あると信じる人の想像のなかでしか存在しない」と述べた[17]。リスターが提唱する細菌説はばかげていると考えていた。「有機体の細菌があるという憶測は、罪のない誤りという限界をはるかに超えていると懸念する」と会議の聴衆をまえに語った。そのなかにジェイムズ・Y・シンプソンもいた。さらにナネリーは、「これは明らかに害である」と続け、「これほどひんぱんに傷が悲惨な結末に至るというのに、それがただひとつの要因によるものであり、それだけに注意すれば防げる、と説くことで、(略)多くの、またしばしば複雑な要因を無視することになる」とした。

ナネリーに対し、リスターは不快感を隠そうとしなかった。「自分がほとんど理解せず、自分で認めているとおり試したこともない治療法に対し教条的に反対しているだけであり、彼の議論は重要でない[18]」。攻撃に不満をつのらせる息子を、ジョゼフ・ジャクソンが慰めようとした。息子宛ての手紙に「そなたが提唱する改善方法が取り入れられるのにどれほど時間がかかり、やり方が不完全であったとしても、また、そなたの主張が反論され無視されたとしても、志を同じくする人たちに自分自身の手で消毒法のような恩恵を伝えることができれば、すばらしい」と記した[19]。

リスターが懐疑論者たちと非難の応酬をしているあいだに、また家族から心配な知らせが届いた。エディンバラに移り住んだ数週間後、弟のアーサーから手紙を受け取った。アーサーは父親に会うため最近アプトンに行ったが、「おとうさんがあんなに変わってしまったとは思いもよらなかった」と打ち明けた。[20] ジョゼフ・ジャクソンはすっかり衰弱しベッドで寝がえりを打つのがやっとだった。八三歳になっており、これまでずっと丈夫だったが、ここ数年リスターは父のちょっとした変化に気づいていた。二、三か月前、激しくせきこみ、直近に受け取った手紙では、足首に皮膚感染ができたとこぼしていた。さらに、かつては端正な筆記体だった文字が次第に読みにくくなったことは、八〇代になって——発作を起こしてからのサイムと同じように——身体調整能力が失われつつあることを如実に伝えていた。

リスターは荷物をまとめロンドンに向かう。ぎりぎりのところで間にあった。五日後の一八六九年一〇月二四日、ジョゼフ・ジャクソン死去。父を失った打撃は大きかった。人生や仕事の決断に悩み迷っているとき、父は道を照らす光であり理性の声であった。医学の道を捨てクエーカーの聖職者になろうとしたとき、それはリスターにとってあるべき道ではないと予見し、おだやかに正しい方向へと戻してくれた。大切な助言を父から受けることはもうない。

深い悲しみのなかで、リスターは義兄のリックマン・ゴッドリーに手紙を書く。子ども時代を過ごした家を出る日の前夜に見た不思議な夢についてつづった。夢のなかで、アプトン・ハウスの自分の寝室から下りていくと父があたたかく迎えてくれた。「父はやさしく握手し、子どものときにしてくれたようにキスした」。[21] 二人は少し言葉をかわし、リスターは父に、長い旅のあとでよく眠れたかと聞いた。父はあまり眠れなかったが、とても元気だと答え、二人で喜んだ。そのとき、リスターは父が小さな本をもっているのに気づき、旅行について記録しているのだとわかった。その瞬間、リスターは目がさめ、あの記録を読めたらどれほどおもしろかっただろうに、と思った。

手紙の最後には真摯で感傷的ともいえる願いが記されている。「あの静かな岸辺でお会いできるでしょうか」

父の死から二週間後、リスターはエディンバラ大学で新しい学生に向け最初の講義を行った。同席していたサイムに敬意を表し、「私たち一同、偉大な師がまだここにいてくださることを喜ばしく思います[22]」と言いながら、リスターは父のことを思っていたかもしれない。集まってきた若い学生に「私は［サイムが］蓄積した限りない知恵と経験を存分に取り入れさせてもらったので、ある意味、私を通して、サイム先生が今でもみなさんの指導者だといえるでしょう」と語った。

サイムの容態は悪化していた。リスターの初めての講義から数か月後、年老いた外科医は話すことができなくなった。ついで食べ物を飲み込む力がなくなったが、これは栄養チューブがない時代には致命的だった。今回は回復が望めないことが明らかだった。一八七〇年六月二六日、「外科界のナポレオン」はこの世を去った。

医学界はこの傑出した外科医の死を悼んだ。『ランセット』の執筆者が悲しみを伝える。「サイム氏の死で、博識で緻密な思想家でありおそらく世界最高だった外科の指導者がいなくなった。（略）彼の教えを受けた者はみな、生涯［彼を］忘れないだろう。外科医としては、人類が外科技術を必要とするかぎり、記憶に残るだろう[23]」。『ブリティッシュ・メディカル・ジャーナル』はサイムについて次のように述べた。「サイム氏を現代最高の外科医とするのに、いっさいの迷いはない[24]」

リスターはほかのだれよりも、サイムの死を悲しんだ。一年たらずのあいだに二人の父を失っていた。そして、サイムがいなくなると、相談できる年長の外科医がほとんどいなくなる。リスターの甥がのちに語っている。サイムが生きているあいだはサイムが「スコットランドで最高の外科医」だと認められていたが、彼の死により、イギリスはその栄誉をジョゼフ・リスターに授与しようとしている、と。

このころまで医学界は、顕微鏡でしか見えないような微小な有機体が病気の原因であるという考えを認めたくなかったようだ。リスターの助手の一人が鋭く指摘している。「科学の世界で新しい偉大な発見があると、その陰で、古い体系を擁護する人のなかに名誉が傷つけられる者がおおぜい出る。こういう人たちにとって、自分の業績の価値がなくなるような研究をする人は許し難いのだ[25]」。年配の外科医にとっては何十年も正統とされてきた説を「なかったことにする」のは難しいので、リスターは、新しく入ってくる学生に自分の理論と方法を伝えたほうがはるかに容易だと合理的に判断した。すでにグラスゴーで熱心な支持者を得ていたので、エディンバラでもそうなるよう願った。

リスターの講座の大きな特徴は実演だった。講義ではしばしば感染の理論を取り上げ、症例を紹介し実験室で実演しながら講義の内容を深めた。また、自身の経験に基づき貴重な助言や注意、解説を数多く提供した。病院で実習する学生に講義をするときは、病棟の患者を手術室に運ぶこともあった。リスターが目ざしていたのは、単に事実を積み上げることでなく、根本にある原理を植えつけることだった。学生の一人は、新しいテーマであっても「ひとつひとつの事項が明確で、論理的に提示されるので、疑問になるような点はほとんどなかった」とふり返る[26]。のちに有名な外科医になり消毒法を提唱するウィリアム・ワトソン・チェインは、エディンバラの学生時代に受けた、リスターの系統外科学講座と別の教授の講座の違いについて指摘する。別の教授の講座は、「身体反応と炎症に関する珍妙な理論が次々くり出される退屈な授業」で「あまり理解できなかった」としている[27]。これに対し、授業の初日に「リスターが見せてくれるすばらしいビジョンに魅了され」、教室を出るときは「外科という仕事に熱意を感じるようになった」と述べている。

リスターは学生から指導者として多大な期待を寄せられたが、同時に学生にも多くを求めた。警察のようなやり方で教室を運営した。当時のならわしとして、学生は講義に出席するとき名前を書いた受講票を提出することになっていた。こうすることで、指導者はだれが欠席しているかわかる。この慣習を利用して、リスターはしょっちゅう欠席する学生を授業から締め出した。学生はリスターの控室の入り口に並び、一人ずつ受講票を手渡しした。このようにすれば、学生たちは欠席する仲間の分も合わせ二枚提出することができなくなる——学生たちのあいだで普通に行われていたことだったが、リスターは嫌悪していた。「一度くらい嘘を言ったり書いたりしても大した問題でないと考えるなら、きわめて悪質だ。同じように問題ないだろうと思って、そのうち何度も嘘をつくようになる」と書いている。[28] また、遅刻した学生に授業を邪魔されないよう、教室への出入りを管理した。「一定の時間を過ぎるとどの出入り口からも教室に入れなくなるようにした。学生は、所定のドア一か所からしか退出できなくなる」とした。[29]

エディンバラ大学の教授は、粗暴な学生が手に負えなくなると癇癪を起こして教室を飛び出す、とよくいわれていた。だがリスターは同僚とは違った方法で学生たちを統率した。リスターの教室は、科学を賛美する場として崇められていた。彼の学生だった一人がのちに語っている。「リスターがいると、針が落ちる音でも聞こえるくらいだった。学生の関心を引きつけ、真剣さと熱心さで全員を魅了した」という。[30] その魅力が失われたことが一度だけあった。ある若い学生が「聖職者のような朗々とした声で」リスターの消毒法について冗談を言ったのだ。リスターは眉をつり上げ、険しくも憐れむような視線をその若者に投げた。効果はまさに魔法のようだった、と同じ学生が伝える。ふざけたことを言った若い学生は、その年のうちに全身が麻痺して死んだ。「我々は当時、スピロヘータ［梅毒の原因になる細菌］について何も知らなかったので、彼の冒瀆を神たるジュピターが罰したのだ、と面白半分に噂した」

リスターは学生たちと同じように、外科の助手たちにも高い水準を要求した。ある日、騒ぎが起こった。リスターは病棟で患者をみていて、助手にメスをくれと頼んだ。助手からメスを受け取ると、掌に刃をあて注意深く試し、不備があると気づいた。神妙な面持ちでゆっくりと部屋の反対側まで行き、暖炉にメスを投げ込んだ。もう一度メスを求めた。ふたたび助手がメスを渡したが、またも火の中に投げ入れた。「メスを燃やすなどという尋常でない教授の様子を見て、患者は驚いた。学生たちははっとしたように注意を集中しリスターを見つめ、それから私を見た。遠くから見ていた人は、いったい何があったのだろうと、おおいに好奇心をそそられた」と、のちにこの助手が書いている。[31] リスターはもう一度メスを要求し、助手は震えながら恐る恐る三つ目のメスを渡した。ようやく受け取ってもらえた。リスターは助手の顔を正面から見て叱った。

「自分に使えないようなメスを、この気の毒な方に使うとでもいうのか?」

リスターには、学生や助手に厳しく接する理由があった。手術の成功のひとつひとつ、消毒法の成果のひとつひとつが、自然発生説に反論する根拠になるのだ。生命は何もないところから生まれるのではない。感染が起こらなかったケースを見れば、学生は明確に理解する。『ランセット』に掲載された報告だけでは、細菌説に納得しない外科医がいるかもしれないが、学生は病棟に連れていくたび消毒法に効果があるのを自分の目で見る。見ることは信じることなので、リスターのまわりには弟子の集団が生まれつつあるといえた。彼らはやがて卒業し、大学の狭い境界を越えてリスターの考え方を広めることになる。リスターに従う人たちはのちに「リステリアン」として知られるようになり、まもなくイギリスの外科界の団体と思想の主流となり、畏敬の念をこめ献身的に消毒法の原理を普及させる。

一八六七年にリスターが発表した石炭酸による消毒法は、化膿性の外傷に関する研究の序章にすぎなかった。[32] リスターは石炭酸の実験を続け、使用法をきめ細かく調整し改良をくわえた。学生は、使用法を頭に入れてからリスターの実演に出席すると、その前に見たときとは異なる使用法がすでに開発されているので、次には消毒法が変化を遂げていくのを期待するようになった。医学における実験の価値が強調され、明確にまた正確に観察することが外科の向上につながるということを、学生たちは理解した。

リスターは発表した当初から、器具から外科医の手まであらゆるものに石炭酸を使う徹底した消毒——いつの間にか自分の手が荒れるほどだった——を提唱していた。しかし、結紮糸は、石炭酸に浸したあとでも問題として残っていた。結紮糸は、切断手術中に血管を縛ったり動脈瘤への血流を止めたりするのに不可欠なもので、固く結んでから、結んだ端のいっぽう、または両方を傷口から長く出しておく。これは、ドレナージができるようにするためと、傷口が縫合したあと抜糸しやすくするためだ。ただし、この方法が、感染が起こりやすい要因のひとつになっていた。

リスターは、感染を防止できればドレナージは必要なく、したがって結紮糸を傷口から外に出しておく必要もなくなると推測した。求めていたのは、結び目を作りやすく、傷口がつながるまでそのままの状態で保たれるがいずれはなくなるか体内に吸収されるような、丈夫でしなやかな素材だった。まず、絹糸を石炭酸に浸してみた。表面がなめらかで人体組織を刺激しないと思われたからだ。ウマの首を切開し、絹の結紮糸で主幹動脈を縛った。六週間後、ウマはまったく別の原因でとつぜん死んだ。そのときリスターは風邪をひいて寝込んでいたため、助手のヘクター・キャメロンに、ウマの首の左側の部位を切除しその日のうちに自宅に来て報告するようにと指示した。午後一一時、キャメロンが標本をもって、体調が悪いリスターを訪問すると、リスターはベッドから起きだし、朝がくるまで結紮した箇所の組織をはがして観察した。予想どおりだった。絹糸は残っていたが線維組織のなかに埋没していた。

まもなく、人間の患者で絹の結紮糸を試す機会が訪れた[33]。脚に動脈瘤ができた女性がリスターのところにやってきた。リスターは絹糸を石炭酸に浸してから、こぶを作っている動脈を結紮した。手術は成功したが、一〇か月後に別の動脈瘤が破裂し患者は死亡した。リスターは遺体を手に入れ、解剖を行った。絹糸は吸収されていたが、傷口の近くに膿がたまっており、リスターは膿瘍が起こりはじめていたのではないかと気になった。明らかに、絹の結紮糸は、期待していたような長期的に有効な方法ではなかった。そこでリスターは別の有機物質に目を向けた。カットグット（腸線）である。

「カットグット（catgut）」という呼び名はいささか誤解を招く。実際は、ヒツジまたはヤギの腸から作った糸で、ウシ、ブタ、ウマ、ラバ、ロバの内臓から作ることもある。リスターは、もう一度、人体に結紮糸を使うまえに動物で試してみることにし、今回は子ウシを選んだ。甥のリックマン・ジョン・ゴッドリーが実験を手伝った。「この処置のことは鮮明に記憶している。（略）処置する部位の毛をそり洗浄した。細心の注意を払ってすべて消毒し、石炭酸に浸したタオルで包帯をした。祖父の雪花石膏《アラバスター》のブッダ像が謎めいたまなざしでマントルピースの上から、動物が人類に捧げる奉仕を見守っていた」[34]。一か月後、ウシは殺され、リスターの助手たちが肉を切り分けた。動脈を調べると、カットグットは周囲の組織に完全に吸収されていた。

しかし、リスターが人間にカットグットを試してみると、カットグットが吸収されるのが早すぎ、患者が二次出血を起こす危険があるとわかった。何種類もの石炭酸溶液を使って実験し、吸収のプロセスを遅くすることができた。『ランセット』で結果を発表すると、編集者は、カットグットの結紮糸は、死んだ有機物が生きた身体に吸収されるプロセスを示したという点で「単に手術に応用できるというだけに留まらない大きな意義をもつだろう」と述べた[35]。まもなくカットグットはリスターの消毒法の標準的な手順の一部になった。リスターが開発し年月をかけて形づくり発展させていったものは数多くあるが、カットグットはその一例である。

リスターは外科医としての長い経歴のなかで、カットグット結紮糸の改良に取り組みつづける[36]。エディンバラに移って以来、フォリオ版三〇〇ページのノートに実験の詳細な記録を残しており、引退するまでにノートは四冊になっていた。これらのノートの最初にあるのがカットグッドで、一八七〇年一月二七日に記されている。このテーマの研究に関する最後の記録は一八九九年だった。

リスターの消毒法は進化を続けたが、懐疑派は、こういう調整をするのは、もとの方法が機能しなかったことを本人が認めているからだ、とした。こうした調整を科学の進歩の過程で必然的に起こるプロセスだとはとらえなかった。ジェイムズ・Y・シンプソンは議論をむし返し、国中の病院で起こっている問題に破滅的ともいえるアプローチを提案する。二次汚染が抑制できないなら、定期的に病院を取り壊して立て直すべきだ、と論じた。リスターの昔の指導者であるジョン・エリック・エリクセンでさえ、この見解を認めていた。「病院で治療できなくなるほど膿血症が蔓延すると、どのような衛生手段を使っても消毒することはできない。ウジがわいた古いチーズを消毒するようなものだ」と述べている。[37] エリクセンの頭のなかに解決法はひとつしかなく、それは昔の弟子による消毒法ではなかった。大がかりな「感染した建物の取り壊し」を提唱した。

どのような反対にあっても、リスターは、自分が編み出した方法の革新的な特性を認め考えを同じくする人たちとともに戦った。当初、リスターの消毒法は、イギリスよりも大陸ヨーロッパで高い支持を受けた。[38] そのため、リスターは一八七〇年、独仏戦争で負傷した兵士を治療するために何らかの指針を示してほしいと、ドイツとフランスの両方から依頼された。そうしたなか、ドイツの外科医リヒャルト・フォン・フォルクマンは、ハレの自分の病院に戦争で負傷した兵士があふれ感染が蔓延し病院閉鎖の危機が迫っていたとき、リスターの消毒法を取り入れ驚異的な成果をあげたことから、消毒法を熱心に支持するようになった。これに続き、他のヨーロッパの外科医がリスターの消毒法を採用しはじめ、M・H・サクストルプというデンマーク人が成功をリスターに手紙で知らせた。こうした証拠で理論武装し、リスターは消毒法にもっとも批判的だったロンドンの外科医たちを挑発する。「イギリスの首都でほとんど試みられていない消毒法によって、コペンハーゲンでこのような結果が得られたのは不思議ではないだろうか[39]」

少しずつではあったが確実に、イギリスの外科医もリスターの擁護に立ち上がった。そのなかの一人が、卵巣切除術の先駆者、トマス・キースだった。卵巣切除術は腹腔内の卵巣腫瘍を切除する危険な手術だったので、一九世紀にはおおいに物議をかもした。このような侵襲的手術に踏み切ろうとする医師は「腹裂き屋」と呼ばれた[40]。患者の腹部に長い切開をくわえるからだが、この傷がしばしば敗血症の原因になっていた。

キースは、消毒法をめぐる論争の初期にドナルド・キャンベル・ブラックがリスターを非難したとき、リスターを擁護した。ブラックはリスターの消毒法を科学における最新のおもちゃだと切り捨て、さらに消毒法を非難するなかでキースの名前にも言及していた。キースは『ブリティッシュ・メディカル・ジャーナル』でブラックに反論する。ブラックの見方に反し、キースは「リスター氏が実際にしているのを見てそのとおりに[41]」包帯をしたところ、ひじょうによい成果をあげた、とした。キースは、リスターがグラスゴー大学医学部の評価を高め名声を確立したのに、グラスゴー出身の外科医であるブラックが同僚を攻撃していることに困惑していた。キースの考えでは消毒法こそ未来を拓くものだった。「リスター氏の消毒法と、石炭酸に浸して使う動物の結紮糸を用いれば、これから外科に役立つことがまだまだある、と気づいたところだ」と述べた。リヴァプール王立病院の外科医、E・R・ビカーステスも、消毒したカットグットを使って成功した例を多数報告し、消毒法は「我々の技術を精緻にするためのはかりしれない一歩[42]」だと考えた。

このころリスターは、消毒法を導入したあともグラスゴー王立病院で死亡率が下がらなかったという非難に対する回答を発表していた。担当する病棟の死亡件数を、一八六四年と一八六六年、そして石炭酸を使いはじめた一八六七年と一八六八年で比較した。消毒法を導入するまえの一八六四年と一八六六年には、切断手術をした患者、合計三五人のうち一六人が死亡したのに対し、消毒法導入後の一八六七年と一八六八年では、四〇人中死亡したのはわずか六人だった。

この報告を受け『ランセット』の編集者は、ロンドンの病院にリスターの消毒法をもう一度「かならず正しい方法で」試してみるよう求めた[43]。リスターの学生が消毒法の試験を見守り確認するとよいと提案した。グラスゴーでできたことは「ロンドンでも達成できるはず」だと、編集者は結論づけた。一八七〇年に入ると、あらゆる人々の注目がロンドンに集まった。

エディンバラでは、外科医の免許をとったばかりのジョン・ラッド・リーソンがジョゼフ・リスターの自宅に向かっていた。[44] 明らかに神経質な様子だった。正面玄関に続く広い階段を上りながら、この家そのものが「堀に囲まれているようで、これまで以上にリスターに近づき難くなった」と感じた。この高名な教授を訪問して、病院の外科助手の順番待ちリストに自分を入れてもらえないかと依頼するつもりだった。リーソンはすでにリスターの病棟で仕事をしていたが、こよなく尊敬するこの医師と言葉を直接かわしたことはまだなかった。

執事――厳格な態度から「こん棒《ブラッジョン》（Bludgeon）」というあだ名を頂戴していた――がリーソンをリスターがいる書斎に通しドアを閉めた。若い外科医リーソンは、北に面した大きな窓と前面がガラス張りのマホガニーの書棚が目を引く重厚な部屋にいた。デスクの後ろに立っていたリスターに迎えられ、リーソンは「自分の前にいるのは、崇高な目的を体現した人なのだと（略）本能的に感じた」という。年長の外科医は、「明るく感じのよい笑顔」（とリーソンは表現した）で若者をなごませてくれた。少し話をしたあと、リスターはデスクの引き出しから小さな台帳を取り出し、リーソンの名前を書き込んだ。リーソンに、次の冬から外科助手として仕事を始められると伝えた。

リーソンは辞去しようとして、窓の前のテーブルに変わったものがあるのに気づいた。日ざしを受けきらめいているのはガラスのカバーをかけた試験管の列で、それぞれ半分くらいまで液体が入り脱脂綿で栓がされている。リスターの「グラスガーデン」だった。のちに「こんな奇妙なものが集められているのを見たことはなかったし、これがどういうもので、なぜ脱脂綿で栓をしているのかもまったくわからなかった」と記している。「これまでの経験では、試験管の口はいつもあいており、栓がしてあるのは見たことがなかったと思う」

若い外科医がにわかに興味をもった様子を見て、リスターはすぐそばに行き、うれしそうに不思議な液体のコレクションを見せた。いくつかの試験管は濁ってカビがはえているが、いくつかは透明なままだと説明した。リーソンは「ここで知的な好奇心を見せなくてはと思った」が、「これが何を意味するのか、まったく考えつかなかった」と告白する。いま取り組んでいる実験は腐敗の原因に関するものだ、と教授がもったいぶって語ると、リーソンは、有名な外科医がそのような変わったことを、また関係なさそうなことを追究するために時間をかけていることに、驚いた。

リーソンは面会を感じよく終わらせたかったので、何か筋道立てて話せるような話題を見つけようとした。そのときリスターのデスクにあったパウエル&リーランド製の大きな顕微鏡に目がとまった。リスターに、ロンドンのセント・トマス病院で解剖学を教えてくれた、尊敬する八〇代の解剖実演者が同じような器具を使っていたと話した。リスターの目が興奮で輝いた。顕微鏡は「現実を見せてくれる」と言い、顕微鏡が外科学の将来にいかに重要かをリーソンと熱心に語った。

「[顕微鏡が]栓をした試験管と何か関係があるとはまったく考えが及ばなかった」と後年リーソ

ンは認めている。資格をとりたてのこの外科医は、ロンドンのなかでも進歩的で大規模な病院で二年半を送ったが、「細菌について耳にしたことはなく、（略）それが医学や外科学と関係があるとは思いもよらなかった」という。医療の実践において、科学的な知識と方法は、この職業が肉切職人の技能から未来に向けた学問領域へと変遷する過程で根幹となるものであったが、まだ確立されていなかった。しかし、潮の流れはリスターに向かっていた。

第二章　女王の膿瘍

彼の口から出た真実が二重の驚きとなって人々を圧倒し、あざ笑おうとして来ていた愚か者たちは、ただ祈りを捧げた。[1]　―オリヴァー・ゴールドスミス

一八七一年九月四日、ヴィクトリア女王がスコットランドのハイランド地方に所有する広大な地所の中心、バルモラル城の正面玄関前にリスターを乗せた馬車が止まった。その前日、リスターはこの城に出向くようにという至急電報を受け取っていた。女王が深刻な容態だったのだ。腋の下にできた膿瘍がオレンジほどの大きさになり、直径が一五センチ以上もあった。サイム亡きあと、リスターがスコットランドでもっとも有名な外科医になっていたので、女王の健康にかかわる重大なことで相談を受けるのは当然のなりゆきだった。

ヴィクトリア女王の病は数週間前、喉の痛みから始まった。すぐに右腕に痛みと腫れを感じるようになった。それからまもないころの日記で、女王は「腕はよくならず、どんな治療もきかな

い。あらゆる治療が試みられたのだが」と嘆いている。[2] 女王付きの内科医は、外科医を呼びたいと女王に願い出た。女王は事態の深刻さを理解しておらず、返事を留保して、考えておくと告げた。数日後、痛みが耐え難いほどになり、ついに女王は外科医の診察を受けることに同意したのだった。

実直で慎重な外科医は、手術で必要になりそうなものをすべて持参していた。そのなかに最新の発明品、石炭酸噴霧器があった。リスターは数か月前にこの器具を思いついたのだが、その着想は、イギリスの物理学者ジョン・ティンダルが行った実験もきっかけになっていた。ティンダルは、強い光線が差し込むと空気中に多くの埃が光り漂い、光線が筋のようになっているのが見える現象（チンダル現象と呼ばれる）について明らかにした。ただし、空気中に埃の粒子がなければ光の筋は見えなくなる。ティンダルは、空気を採取し熱をくわえて埃を除去した。その空気に腐敗しやすい溶液をさらしても無菌のままだったが、埃を含む空気に触れるとまもなく細菌とカビにより腐敗した。空気中の数多くの粒子が「毎時間、毎分、我々の肺のなかで（略）動き回っている」と驚きを述べ、埃の影響、とくに外科器具に及ぼす影響について懸念を示した。[3] リスターは、この見解は、医療の現場で空気中の細菌を殺さなくてはならないことを強調する根拠になるものだと考えた。つまり、石炭酸噴霧器は、手術中と手術後の包帯交換時に患者のまわりの空気を殺菌するために設計されたのである。しかしもうひとつ目的があった。傷口を石炭酸で直接洗浄すると、しばしば皮膚がダメージを受けるので炎症と感染のリスクが高まったが、噴霧器を使えば傷口の洗浄を減らせるのではないかと、考えた。

噴霧器は、初めは手でもつ器具だったが、リスターは、ほかの革新的技術と同じく生涯にわたり何度か変更をくわえた。のちに開発されたものは「ドンキー・エンジン」と呼ばれ、大きな銅製の噴霧器を高さ九〇センチの三脚において使った。噴霧器には長さ三〇センチのハンドルがついており、これで噴霧する方向を調節した。全体で四・五キロほどの重さがある面倒な器具は、扱うには助手の助けが必要で、長時間にわたる手術のあいだリスターの助手たちが交替で操作した。リスターの学生の一人は、次のように書いている。「エディンバラの人々には、［リスターが］彼の戦闘道具である物々しいエンジンを抱え落ち着かない様子で馬車の座席にほかの人たちと座っている姿が見慣れた光景になっていった[4]」

外観は滑稽だったが、噴霧器の使用は医学の歴史のなかで重要な出来事だった。噴霧器が発明されるまえは、リスターの消毒法を批判する者は、その消毒法は何らかの形で傷を洗浄する伝統的な方法の延長上にあるものだ、と言うこともできた。しかし、噴霧器の使用は、リスターが、細菌説――とくにルイ・パスツールが提唱する細菌説――を支持していることを示すものだった。ただこの時点では、細菌の種類はほとんど特定されておらず、まして、病原性細菌と無害の細菌を区別することもできていなかった。リスターはわずか一〇年か二〇年で石炭酸噴霧器の使用をやめる。やめるきっかけになったのは、ドイツの内科医で微生物学者のロベルト・コッホがペトリ皿（助手のユリウス・ペトリから名づけられた）で細菌を培養する技術を開発したことだった。この技術によりコッホは、ある病気とそれを引き起こす微生物を特定することができ、細菌にはそれぞれの特徴をもつ種類がありそれぞれの細菌が特定の病的現象を引き起こすという説を発展させた。この考え方を適用し、傷の化膿の主な原因は空気中の病原体ではないということを示した。つまり、空気を消毒しても意味がなかったのである。

　しかし、一八七一年には、リスターはまだ噴霧器をひじょうに重要なものと考えていたので、女王陛下の診察を命ぜられると、石炭酸スプレーを持参した。自分の消毒法が多くの命を救ったことに自信をもって、バルモラル城の女王の豪華な寝室に入った。ただ、これまで病院の患者に石炭酸を使い、自分の姉にも使ったが、それでも女王の治療に用いるとなるとまったく違っていた。自分がしたことによって女王が長期にわたり苦しむようなことがあれば、名声は地に落ちる。女王を診察して一刻の猶予も許されない状況だとわかり、リスターは相当な不安に襲われたに違いない。膿瘍が悪化し敗血症の症状が少しでも現れたら、女王陛下の命が危ない。

　ヴィクトリア女王は、不承不承ではあったが手術を進めることを許可した。のちに日記に胸の内をつづっている。「痛みがあまりに強いので、どうしようもなく神経質になっていた。クロロホルムを投与されるが、体調が悪いのでそれほどの量にはしないという」[5]。事実、女王はひじょうに危険な状態だったため、リスターは麻酔を強くかけないことにし、女王は手術のあいだ中、半分意識がある状態だった。

リスターは侍医の内科医ウィリアム・ジェナーに助力を求め、手術中の石炭酸噴霧器の操作を託した。リスターが器具と自分の手、それに女王の脇の下の患部の消毒を始めると、ジェナーが噴霧器を押して空気中に石炭酸をまき、消毒薬独特のタールの心地よい臭いが部屋中を満たした。リスターは必要な部分に十分な量の消毒薬が行き渡ったのに満足し、女王の膿瘍に深い切開をくわえた。傷から血と膿が噴き出した。リスターは慎重に傷を洗浄し、ジェナーは石炭酸を力強く噴霧しつづけ、あたりにいる人はみな殺菌作用のある白い霧に包まれた。一瞬、侍医が扱いにくい装置を操作しそこね、誤って女王の顔に石炭酸がかかってしまった。女王が抗議すると、ジェナーは冗談めかして、一人でこの器具を扱っているのだからと答えた。処置が終わると、リスターは注意深く傷に包帯を巻き、消耗した女王を休ませた。

翌日、リスターは、女王の包帯を取り換えたとき、手術した傷口を覆っていた布の下に膿がたまっているのに気づいた。感染が始まるのを防ぐため迅速に処置しなくてはならない。噴霧器を見ていると、考えが浮かんだ。噴霧器からゴム管を取り外し、ひと晩石炭酸に浸してから、翌朝ゴム管を傷口に挿入し膿のドレナージを行った。その翌日、リスターは「透明な血清が一、二滴流れた以外は何も［傷口から］出てこなかったので、うれしく思った」とリスターの甥が記している。[6] 後年、リスター自身、このようなドレナージを行ったのは初めてだったと述べた。[7] 消毒法にくわえ、機転をきかせた独創的な工夫が功を奏し、ヴィクトリア女王の命は救われた。一週間後、リスターはバルモラル城を辞し、女王の回復に満足してエディンバラに戻った。

教室に戻ると、学生たちに冗談を言った。「みなさん、私は、女王陛下に刃物を突き立てたただ一人の人間です[8]！」

ジョゼフ・リスターがヴィクトリア女王の治療に成功したというニュースが広まり、消毒法に対する信頼が高まった。女王がリスターの執刀を許可したことが、リスターの消毒法に対する王室の認証になっていた。さらに、ジェイムズ・Y・シンプソンが心臓病で亡くなり、何年にもわたりリスターの業績の障害になっていた対立に終止符が打たれた。

リスターが女王の手術をしてまもなく、ルイ・パスツールがロンドンを訪問した。その少し前にグラスゴーのリスターの病棟を訪れていたジョン・ティンダルは、ロンドン滞在中のパスツールに、「イギリスの高名な外科医」がパスツールの研究に基づき、腐敗から起こる伝染性の疾病の原因を把握するための重要な貢献をした、とふと漏らした。このとき、パスツールは初めてリスターのことを聞き、興味をそそられた。

長期間にわたる文通が始まった。[9] 二人は手紙のなかで、実験や理論や発見について意見をかわし、互いに尊敬と称賛の意を表した。リスターは、傷の腐敗について理解する手がかりを示してくれたのはパスツールだと考えていた。いっぽうパスツールは、この問題をリスターがここまで発展させたことに畏敬の念を抱いた。「あなたの手法が正確で、実験方法を完璧に把握されていることに驚嘆しています」とパスツールは書いている。[10] リスターが患者をみながらこのような込み入った研究を行う時間を見つけていることに、驚いていた。「私にはまったく謎です。これほど多くの手間と時間と絶え間ない苦労が必要な研究に情熱を傾け、同時に大病院の外科医長として外科の仕事に献身的に取り組んでおられる。このような天才をほかに見つけられないでしょう」とリスターに書き送った。科学的方法に多大な信頼をおいていたリスターにとって、これは、考えうる最大の称賛だった。しかも、尊敬を集めているパスツールから贈られたのだ。

リスターの名声が広まるにつれ、講義室は学生にくわえ、この外科医を自分の目で見ようと世界中からエディンバラにやってきた著名な訪問者でいっぱいになった。リスターはイギリス中を訪問し、消毒法について医学関係者に説明した。[11] そして、ようやくロンドンから、勇気づけられる知らせが届き始めた。『ランセット』による呼びかけの効果があり、ロンドンの病院が、もう一度消毒法の有効性をテストしはじめたのだ。リスターが初めて消毒法について発表してまもない一八六〇年代終わりに比べると、今回の結果は期待がもてるものだった。セント・ジョージ病院は、スタッフのあいだでリスターの方法に対する信頼が高まったと発表した。ミドルセックス病院も同じような感想を述べ、石炭酸と塩化亜鉛の両方で良好な結果が出た、とした。最大の支持はロンドン病院からのもので、過去一年に行った五〇例近い手術で外科医が消毒法を用い「ひじょうに深刻な負傷でも、健康状態が損なわれることが顕著に少なくなった」という。[12]

首都ロンドンでもリスターの消毒法を受け入れる方向へと明らかに見方が変わっていったものの、ロンドンで消毒法が全面的に採用されるにはさらに数年を要した。これはおもに、ロンドンの外科医の多くが、腐敗は細菌によるというパスツールの理論を認めたがらなかったためである。あるロンドンの外科医は、「リスター氏の細菌を締め出す[13]」ため手術室のドアを大きな音を立てて閉め、リスターとその先駆的な業績を嘲《あざわら》った。『ランセット』に掲載された「フラヌール」という署名による投稿で、ロンドンで消毒法の採用が遅れていることに関する鋭い指摘がなされている。

実は、これは外科学というより科学の問題なのだ。だから、科学的なドイツ人は消毒法を積極的に採用し、多少なりとも科学的なスコットランド人はやや不満ながらも採用するが、実利重視で動きが鈍いイングランドの外科医は、消毒法の原理をまったく評価しないし理解しようともしない。患者にとって幸運だったのは、イングランドの外科医が長いあいだ、いかにもイングランド人らしい直感から消毒法を一部実践してきたことだ。だがそれは、実は理解していないのに散文について語る女性と同じようなものだ[14]。

リスターにとっては、グラスゴーとエディンバラの医師たちに消毒法の価値を納得してもらうほうがやりやすかった。このふたつの市では、核になる病院と大学がそれぞれ一か所だったからだ。ロンドンの医学界は、拠点になる施設がはるかに多く分散しているうえ、科学的思考に欠けていた。スコットランドに比べると、ロンドンでは臨床実習があまり行われていなかった。リスターは非難する。「ロンドンについて、そこで行われている臨床外科教育がどうかと問うなら、自分がロンドンで学生だったときの経験と比べても(略)、また他の国を訪問したあとロンドンへ来た外国人に共通した意見からも、ロンドンの教育システムはいかにも表面的だといえる」[15]。これは、システムの内側から改革できないかぎり、リスターには克服することができない障害だった。

リスターの消毒法をけっして疑わなかった人々がいた。消毒法により命を救われた人たちだ。リスターが消毒法を導入する前と導入した後に入院したことがある年配の男性は、その違いに気づいた。「おや、前にここへ来たときより、ずいぶんよくなってるねえ」[16]。医療関係者でなくリスターの患者になったことのない人でも、奇跡のような回復が起こっている様子を感じとっていた。アグネス・リスターは義理の姉に宛てた手紙で、地元の鋳物工場で働いているときにひどい火傷を負ったが石炭酸のおかげで命を救われた少年の話を伝えている。アグネスによれば、リスターの病棟外科医だったパトリック・ヘロン・ワトソンは、事故のあった日にリスター夫妻に会っており、「あの少年が回復するとは思わなかった」と言ったという[17]。「でも、石炭酸のおかげで少年は確実に回復していて、この話はほかの鋳物工場でも大きな関心を集めました」と書いている。というのも、職人の代表者たちが自分の目で少年を見ようと病院にやって来たのだ。その結果「少年の親方たちは、ワトソン医師に工場付きの外科医になるようお願いし、年三〇〇ポンドのお給料を払うことになりました」という。リスターのもとで仕事をしていた別の病棟外科医が記している。「同業者から認められるのは時間がかかったとしても、古いやり方と新しいやり方の両方を経験した患者は、すぐ違いを認めた」

リスターは一八七五年、アグネスをともなって大陸ヨーロッパを訪問し、消毒法を披露して数々の称賛を受け、海外での名声を不動のものにした。消毒法を忠実に実行した病棟は、「新鮮で健康的な空気」が漂い「臭いがまったくしない」ので、多くの人々から喜ばれ、『ランセット』は、ドイツの大学町でリスターの消毒法がとくに普及したので、リスターの旅程は「勝利の行進」になったとした。だが、依然としてリスターの消毒法の価値を認めない国があった。アメリカだった。

実は、アメリカのいくつかの病院では、リスターの消毒法が禁じられていた。多くの医師は、腐敗細菌説を受け入れていなかったため、消毒法は不必要かつ過剰に複雑で邪魔なものだと考えていた。一八七〇年代半ば、リスターの理論と方法がアメリカの医学雑誌に紹介されるようになっても、傷の治療と感染に対する理解はほとんど進んでいなかった。だいたいにおいてアメリカの医学界では、リスターの消毒法はインチキ医学だとして退けられた。このように大西洋の向こうでは懐疑的な見方が強かったが、一八七六年、リスターはフィラデルフィアで開催された国際医学会議に招待され消毒法の妥当性について発表することになり、大西洋の西に目を向ける。アメリカ人の態度に変化を起こすには、自分自身で消毒法の福音を説いてまわらなければならないと感じていた。しかし、アメリカ人に消毒法の利点をわかってもらうのは思っていたほど単純ではなかった。

女王の手術から五年たち、リスターはアメリカでの批判に向き合う準備ができていた。一八七六年七月、リスターはスキタイ号――有名なキュナード社の客船で、帆と蒸気機関によりこれほどすぐれた性能を持つ船としては最後になった――に乗船し、リヴァプールからニューヨークに向かった。普通なら一〇日間の航海だが、船は激しい嵐にあい、大きな帆を張っていたマストが折れ、何日か到着が遅れた。リスターがアメリカの旅で遭遇する数々の障害の最初のものだった。

リスターはニューヨークで列車に乗り、九月三日、フィラデルフィアで下車した。四九歳の外科医は虚栄心の強い人間ではなかったが、それでも当時の流行のスタイルにこだわっていた。ウェーブのかかった髪を横分けにし、もみあげから続く頰ひげは白髪がまじっていたが、念入りに整えられていた。身体の線にあったベストに糊のきいた高いカラーというオーソドックスな服装だった。リスターは上着を整えると、あたりの様子を観察した。活気にあふれる雰囲気が手にとるようにわかった。町は、フィラデルフィア万国博覧会を訪れる人たちで膨れあがっていた。

リスターは、プラットフォームで行商人が小型の傘を売っているのを見かけた。厳しい日ざしと、この時期この町をときおり襲う激しい雷雨の両方から身を守るために設計されており、紳士が帽子の上にのせ肩に紐をかけて調節する。そのほか、手にもつ扇、「北極のような」清涼飲用水、カップに入れた氷などが売られていた。モーニングコート風の上着を着てぺらぺらの蝶ネクタイをした少年たちが、到着したばかりの人々に一冊五セントのガイドブックを売りつけようとしていた。人々はこれから博覧会を歩きまわり見事な展示品に驚嘆するのだ。

フィラデルフィアで独立宣言が署名されてからちょうど一〇〇年たち、この町は百周年を祝う愛国的な誇りにあふれていた。万国博覧会は、科学と産業のリーダーとしてのアメリカの地位を誇示するため計画された。科学と進歩を謳歌する大規模な展示会が開かれる時代にあって、フィラデルフィア万博は、リスターが父と訪れた一八五一年のロンドン万国博覧会よりさらに壮大だった。世界三七か国から集まった三万点もの展示品が一八二ヘクタールの敷地で披露された。会場を縦横にめぐる総計一二〇キロの通路はアスファルトで覆われていたが、容赦ない熱で泡ができ溶けかけていた。世界初のモノレールが乗客を乗せ、園芸館と農業館のあいだの一三七メートルを走った。見物客は、珍しい動物を集めた驚異的な展示に我を忘れて見入った。体長四・五メートルを超えるセイウチ、ホッキョクグマ、サメなどが、捕獲に使う武器と一緒に展示されていた。

博覧会で最大の注目を集めたのは機械館で、訪問客は時代の先端をいく機械工学の驚異に感嘆した。電灯とエレベーターに電力を供給したのはコーリス蒸気エンジン（アメリカ人のジョージ・ヘンリー・コーリスが発明）で、重さ六五〇トン、この種のエンジンでは過去最高となる一四〇〇馬力だった。機関車、消防車、印刷機械、幻灯機、かつて使われた鉱山用機材なども展示された。タイプライター、機械式計算機、そしてアレグザンダー・グラハム・ベルの電話など、近年の技術革新による成果が、その価値を理解する人々にお披露目された。

博覧会は、九月まで毎日平均一〇万人という驚異的な訪問者数を記録した。だが、六五〇〇マイルも海を渡りアメリカに来たイギリス人の外科医の頭にあるのはひとつだけだった――消毒法の価値を証明すること。リスターは人ごみをかき分けて進みながら、国際医学会議で待ち受けていることを思い身を引き締めた。

リスターを会議の講演者として招待したのは、大西洋の向こうでもっとも激しく消毒法を批判する一人だった。[18] サミュエル・D・グロスはアメリカの著名な外科医で、細菌の存在を信じていなかった。このアメリカ人医師はリスターの消毒法に強く反対していたので、その前年、外科の現状を肯定していることを顕示する絵の制作を委嘱していた。『サミュエル・D・グロスの肖像』(のちに『グロス・クリニック』の題で知られるようになる)という絵で、画家のトマス・エイキンズは、暗い薄汚れた手術室を描いた。絵の中心にいるグロスは大腿骨骨髄炎を患った少年の手術をしている。外科医の周囲には助手がおり、その一人が血まみれの手で患者の傷口にプローベを入れている。前景には、殺菌されていない手術器具と包帯類が、同じく洗浄していない手の届くところに置かれている。リスターの消毒法が用いられた形跡はない。

アメリカの医師のなかにはリスターの消毒法を採用する者もいたが、依然として少数派に留まっていた。たとえば、後年ハーヴァード大学衛生学講座の教授になるジョージ・ダービーは、リスターの研究が『ランセット』に初めて掲載されてまもなく、その論文を読んだ。数週間後、大腿骨の中ほどに開放骨折を負った九歳の少年がダービーの治療を受けた。ダービーは脚の骨折の治療を施し、石炭酸を使って傷口に包帯をした。「四週間後、[石炭酸に浸した包帯を]はずすと、直径一・二センチの丸い表在性潰瘍ができており、数日後に固いかさぶたで覆われた。骨はつながった」と報告している。[19] ダービーはこの結果をボストン医療向上学会の会議で発表し、その年の一〇月三一日発行の『ボストン・メディカル・アンド・サージカル・ジャーナル』に見解を発表した。「グラスゴーの外科医のリスター氏(Lister が Lyster と綴《つづ》られている)」から着想を得た、としている。[20]

また、マサチューセッツ総合病院のジョージ・ゲイは、石炭酸を使って開放骨折の患者三人を治療した。ゲイは「傷は、基本的にリストン氏(原文ママ)による方法に則《のっと》って治療した」と説明している。[21] また、石炭酸の性質はこれまでの研究でみたどの化合物にもないものだった、と論じた。ゲイはリスターの消毒法を全面的に信頼し、同じ病院の二人の外科医も同じ考えのもと、同時期に五人の患者に対し石炭酸を用いた。いうまでもなく、歴史を変えようとする者はかならず中傷にあう。外科医長のヘンリー・ジェイコブ・ビゲローは、一八四六年にマサチューセッツ総合病院で行われたエーテルを使った歴史的手術に立ち会ったが、人を激しく非難する独善的な人間で、ゲイとその同僚が石炭酸を使いはじめるとまもなく、リスターの消毒法を「インチキ療法」

と呼んで禁止した。その命令を無視した者は解雇するとまで言って脅した。

サミュエル・D・グロスが委嘱した伝統的手術の絵の絵の具がまだ十分乾いていないころに、リスターは敵の陣地に乗り込んだのだった。アメリカでは、南北戦争で戦傷の管理が不適切だったために何十万人もの死者を出したばかりだった。南北戦争中、アメリカの外科処置は稚拙で、感染は歯止めがきかず広がっていった。三万人を超える北軍の兵士が、銃弾を撃ち込まれた腕や脚を従軍医師に切断されたが、医師の多くは外傷患者の治療経験が乏しく、なかにはまったく経験がなかった者もいた。メスやノコギリは、せいぜいぼろ切れで血を拭うだけだった。医師が手を洗うことはなく、手術を始めるときは前の患者の血や内臓が身体にこびりついていることもよくあった。リネン布やコットンが不足しているときは、患者の傷口をふさぐのに冷たい湿った土を使った。当然の結果としてこうした傷が化膿すると、健全な膿として評価された。軍医の多くは、軍にくわわった時点では、大がかりな切断手術は見たことさえなく、銃創の治療をしたこともなかったので、こうした医師の治療を受ける兵士に有害な影響を引き起こした。

戦争は悲惨だったが、内科医も外科医も戦場で数えきれないほどの死傷者を治療した経験から深い知見を得ることができ、このことによってアメリカの医学界で外科が専門的な領域として発達した。さらに重要なのは、救急車部隊を組織し傷病者を搬送する病院列車を手配するなど、管理技術が習得されたことだった。南北戦争終結後まもなく、退役軍医たちは、大規模な総合病院の設計、スタッフの配置、運営に着手した。こうした動きのなか、外科界では手術の手順が整備され外科技術の新しい手法を受け入れる態勢が整ってきた。そういうときに、リスターがこの国にやってきたのだった。

九月四日正午、リスターは、ペンシルヴェニア大学で国際医学会議の出席者とともに、華麗な装飾が施されたチャペルに入っていった。初日からさっそく消毒法は攻撃にあう。最前列に座ったリスターの前に発言者が次々と立ち、彼が信じているすべてを批判した。ニューヨークから来たある内科医は、コレラ、ジフテリア、丹毒などの感染症のいずれも、細菌がかならず関係しているという納得できる証拠はないと指摘した。[22] カナダから来た別の医師は「リスター教授が勧める特定の治療を行うことで、外科医の関心がほかの重要な点からそれてしまう恐れはないだろうか」と警告を発した。[23] 最後の一撃をくわえたのは、南北戦争を経験した英雄、フランク・ハミルトンで、正面切ってリスターを非難した。「アメリカの外科医の大部分は、あなたの方法を採用していないようです」と言って、演壇からイギリスの外科医を見下ろした。「信用していないからか、ほかに理由があるのかは、私にはわかりませんが[24]」

リスターに対する辛辣な批判がようやく終わり、すべての目がこの論争の中心になっている人物に注がれた。だがリスターは、反対者に向かって話すのを、会議の二日目まで待たなくてはならなかった。当日、定められた時間がくるとリスターはチャペルの前方へ向かった。その瞬間にも病院で死にかけている何万人もを救えると信じている方法の正当性を主張する準備はできていた。まず、聴衆が喜びそうなことを言った。「アメリカの内科医は、類まれな発明の才があり、思い切った試みをし実践の技術に長けていると、世界中で有名です」[25]。手術で麻酔が使われるようになったのは、ほかでもないアメリカ人の功績だった。リスターは二時間半にわたり、埃、細菌、膿、傷が相互に関連していることに焦点をあて、消毒法の利点について話をした。興味深い実演と症例の紹介を盛り込み、聴衆を話に引き込む工夫をした。結論は鋭く簡潔だった——手術中に細菌を殺し傷に入り込めなくなるようにすれば、膿は形成されない。「腐敗は細菌により起こるという説が、消毒方式全体の根本です」とリスターは聴衆に語った。「この説が事実であるなら、消毒方式とは腐敗を起こす有機体をすべて除去するという意味であることは、事実の中の事実であります」

リスターが、消毒法を熱心に理論整然と論じればアメリカの聴衆の意見を変えられるという望みを抱いていたなら、激しく失望しただろう。ある出席者は、リスターは精神に錯乱を起こしており「頭のなかで虫が跳ねている」と誹謗《ひぼう》した[26]。長時間話しすぎたと非難する者もいた。「時間もないので」と一人が批判を始め、「この［細菌］説が、発病のプロセスにはある種の微小な生命体がかならず存在すると主張するものであるなら、（略）その説を否定するいくつかの事実を指摘するに留めたいと思います」と訴えた[27]。そして最後の言葉を投げつけたのはサミュエル・グロスで、国際医学会議の講演にリスターを招待し名声を傷つけようと目論んでいたのだった。「大西洋のこちら側にいる見識ある外科医、経験ある外科医は、リスター教授の治療法と呼ばれるものを、ほんのわずかしか信用していない。信用できるとしてだが[28]」

リスターは容易にはひるまず、アメリカ人の心を消毒法に引きつけようとした。会議が終わると、大陸横断鉄道でサンフランシスコまで行きまた戻ってくるという旅に出た。途中いくつかの町で降り、医学生と外科医が詰めかけた部屋で消毒の価値について講演した。出席者の多くは、自分の患者で消毒法の有効性をテストし、良好な結果を報告した。

シカゴでリスターを迎えたのは、グラスゴーにいたときの元患者で、工場で負傷した女性だった[29]。女性は順調に回復したが、事故のあと肉体労働ができなくなった。女性の将来を心配したリスターは彼女の雇い主にかけあい、ためしにデザイン部門で仕事を与えてみるよう依頼した。女性は新しい仕事をひじょうにうまくこなし、フィラデルフィア万国博覧会の数年前にシカゴで展示会が開催された際、会社からアメリカに派遣され、その会社の展示を担当した。そこでアメリカ人の工場主と出会い結婚する。リスターの訪問を知ると、自分の命を救ってくれた人を胸を躍らせながら迎え、シカゴ滞在中自宅を使ってもらった。

旅の終わり近くで、ニューヨークのブラックウェルズ島(現在のルーズヴェルト島)で手術の実演を行った。高名な外科医でフィラデルフィアでリスターの講演を聞いたウィリアム・ヴァン・ビューレンの依頼によるものだった。フィラデルフィアの講演の出席者のなかには、リスターを支持し独自に消毒法を用いている者が何人かいた。たとえば、神経外科の先駆者、ウィリアム・W・キーンは、国際医学会議の一か月後に消毒法を採用した。のちに「私にとっては、手術が煉《れん》獄《ごく》から天国へと変わったといえる」と語り、ぜったいにリスターの消毒法をやめないとつけくわえた。[30] 外科医のD・ヘイズ・アグニューも出席しており、リスターの消毒法を取り入れた。それからしばらくして、自著『外科の原理と実践［*The Principles and Practice of Surgery*］』のなかでこのテーマを取り上げた。そして、リスターの講演に深い感銘を受けたヴァン・ビューレンが、リスターを招き自分の学生のまえで手術の実演をするよう依頼したのだった。指定された日、リスターはチャリティ病院の講堂にヴァン・ビューレンの学生が百人以上集まっているのを見て驚いた。「これほど多くの学生の方に実演をお見せするとは思ってもいませんでした」と聴衆に向けて話した。「思いもしなかった光栄です[31]」

リスターは、梅毒による大きな膿瘍が鼠径部にできた若い男性に対して消毒の方法を実演した。患者にクロロホルムが投与されると、石炭酸を満たした洗面器に器具と手を浸した。準備をしているあいだ、見学者の一人が窓をあけて空気を入れた。定員いっぱいまで見学者が入っていたのだ。手術室が静かになった。リスターは、手術台の上に石炭酸噴霧器を直接かけるよう協力者に指示した。患者に切開をくわえようとしたとき、かすかな風が吹いて患者に塗った溶液が流れた。リスターは窓のほうを向いて閉めるよう頼み、さっそくこの出来事を取り上げ、消毒の手順のどんな細かい点にも厳格な注意を払うことが不可欠だと出席者に注意した。手術にとりかかり、化膿した膿瘍を慎重に切開して感染性の膿を排出し、石炭酸で傷を洗浄してから消毒した絆創膏で鼠径部と大腿上部を覆った。リスターの説明は出席していた学生の一人がひと言ももらさず記録した。[32] 実演が終了すると、出席者は喝采を送った。

リスターはイギリスに向かうまえにボストンを訪問したが、そこで思いがけないことに出くわす。ヘンリー・J・ビゲローに会ったのだ。マサチューセッツ総合病院で消毒法を禁止したあの医師である。ビゲローはフィラデルフィアの医学会議には出席しなかったが、リスターの講演の報告を読んでいた。依然として細菌の存在を信じていなかったが、リスターが消毒法を熱心に提唱しまた献身的に患者を治療し世話していることには感銘を受けていた。リスターは、ビゲローの招きによりハーヴァード大学で講演を行い、出席した医学生からあたたかく迎えられた。それからほどなくして、ビゲロー自身が講演をする。そのなかで、「新しい原理」を称賛し、リスターの消毒法を支持する方向へと転向したことを認めた。「外科医の義務は、（略）そこにいる侵入者［細菌］を粉砕し、その仲間が増殖するのを完全に防ぐことだ、とわかった」とした。[33]

ビゲローが認めたことで、マサチューセッツ総合病院は、手術の消毒に石炭酸を使うことを定めたアメリカで初めての病院となった。何年にもわたりリスターの消毒法を禁止し、使った者は解雇すると脅迫までしていた病院としては、驚くべき一八〇度の方針転換だった。

リスターは、イギリスに帰った。旅の終わりには消毒法に対するアメリカ人の反応が好意的になったことで、活力が戻っていた。一八七七年二月、エディンバラでの生活が落ち着いてからいくらもたたないころ、有名なサー・ウィリアム・ファーガソンが死去したという知らせを受け取る。ファーガソンはロンドンのキングズ・カレッジで三七年にわたり外科学教授を務めていた。彼の死後、大学は後任をリスターに持ちかけた。イギリス国内でも海の向こうでも消毒法が次第に受け入れられ、リスターの名声は、だれもが羨むほどになっていた。記録的な数の学生が講義に詰めかけ、外国の著名人が何千マイルも旅してリスターの病棟を訪れ手術を見学した。キングズ・カレッジではファーガソンの同僚のジョン・ウッドを昇進させることもできたが、大学の運営審議会メンバーは、もっと著名な人にこの地位を継いでもらう方向に傾いていた。この任務にジョゼフ・リスターよりふさわしい人物はほかに思いつかなかった。

無理もないことだが、リスターには懸念があった。ロンドンではエディンバラで与えられていたほどの自由がないのではないかと気になったので、大学審議会からの非公式な打診に対し、自分が望む条件をあげた。キングズ・カレッジの職を引き受けるなら、その目的はロンドンで消毒法を導入し普及することだと伝えた。また、実践的な実演と実験に重点を置き、効率的な臨床教育を大学に導入することも希望した。

エディンバラでは、リスターが大学と交渉を進めておりここを去るかもしれないという話がもれ伝わり、学生たちは大きな衝撃を受けた。臨床講義の終わりに、七〇〇人以上の学生が署名した正式な嘆願書をリスターに手渡し、リスターの弟子の一人アイザック・ベイリー・バルフォアが読み上げた。「この場をお借りして、先生の臨床講座を通じて授けていただいた貴重な教えに対し、衷心より深い感謝の意を申しあげます。……多くの学生が旅立っていきました。これからも旅立っていきます。先生が打ち立てた原理を実践に移し……先生が築いた外科体系を広めることを決意して」[34]。この言葉に学生たちは拍手を送った。教室が静まると、バルフォアは続けた。「この大学の繁栄は先生の存在と固く結びついています」とリスターに向かって述べた。「先生のお名前がエディンバラ大学医学部からなくなる日がけっしてこないよう……切に望む次第であります」。リスターは学生たちの反応に圧倒された。ロンドンで開業医として最高の地位を得られるとしても、ロンドンで現在行われているようなやり方で臨床外科を教えることになるのなら、キングズ・カレッジの教授職は受けられないと話し、学生たちは大喜びした。

　このあと、学生の演説とリスターの反応が国中の新聞で報じられた。リスターがロンドンで広く行われている教育方法をあからさまに非難したという話がキングズ・カレッジに伝わる。怒りの声が炸裂した。『ランセット』は、リスターが「良識と品性という原則を忘れ、これまで一度も提供されたことがなかった申し出を侮蔑するかのように断った」と伝えた[35]。数週間後、キングズ・カレッジの運営審議会は、ファーガソンの後任にジョン・ウッドを任命した。

　ロンドンにいるリスターの友人は、この戦いをまだあきらめていなかった。正式な申し出をしていないのに、正式に却下されるなどありえない。四月、審議会に決議書が提出された。臨床外科の第二教授のポストを作ること、そして「学校にとって多大な利益であるので[36]」そのポストにリスターを考慮することを要求していた。今回は、冷静な思考が支配的だった――気の毒なウッドはひどく落胆した。この役目をほかの外科医と分け合うのはおもしろくない。五月、リスターはロンドンに行き、審議会と会合をもち「一三条」の条件を提示した。厳しい駆け引きのすえ、担当する病棟と授業については自分がすべて管理すること、ウッドとの報酬の分配は公平であること、を条件として要求した。審議会はこの条件をしぶしぶ受け入れた。これほど高名な教授がくわわれば、大学の名声が高まるからだ。それからまもなく、リスターは正式にキングズ・カレッジの臨床外科学教授に任命された。

それは、喜びでもあり悲しみでもあった。四半世紀近く、リスターはいつかロンドンに戻りたいと願っており、五〇歳のいま、ついにその機会にめぐまれた。だが、キャリアの絶頂でエディンバラを去り新しく始めるのは、たやすいことではない。二〇年ほど前にロンドンに戻ろうと思ったのは、業績をあげ物質面での見返りを得るためだった。今回は、消毒法に対するロンドンの医学界の執拗《しつよう》な不信感が動機になっていた。リスターの使命は、信じざる者を転向させることだった。グラスゴーでもエディンバラでも、そしてアメリカでもしてきたように。

一八七七年九月、リスターはスコットランドの町から静かに去ろうとしていた。偉大な師ジェイムズ・サイムの指導のもとで、血にまみれ肉を切る外科という仕事に初めて魅せられた場所だった。列車に乗るまえ、自分にとって最後になる患者をみるため王立病院に寄った。これで最後となる病院の廊下を歩きながら、施設が著しい変化を遂げたことを確かめた。弟子たちの手にゆだねても大丈夫だと確信した。彼らが病院中で消毒法を実行することだろう。汚れにまみれて衰弱していく患者が詰め込まれた不潔な病棟はもう過去の話だ。血がこびりついた手術着も体液で汚れた手術台もなくなった。洗浄していない器具もない。こういったもののせいで、かつて手術室には「いかにも病院らしい臭い」が漂っていた。いま、王立病院は明るく清潔で、換気が十分されている。もはや死の館ではなく、癒しの家だった。

エピローグ　暗幕が上がる

衰退してもなお医学の栄光として記憶されるのは外科だ。[1]　――リチャード・セルツァー

一八九二年一二月、ジョゼフ・リスターは、ルイ・パスツールの七〇歳の誕生日の祝賀会に出席するため、パリを訪問した。世界各国の団体を代表する何百人もの人々が、この科学者に敬意を表するため、また各国を代表してパスツールの生涯にわたる革新的な業績を称えるため、ソルボンヌ大学に集まってきた。リスターはロンドンの王立協会の代表としてだけでなく、パスツールの友人で知を探求する同志として出席した。

空気が澄んだ冬の日のパリ、それぞれの分野を主導する傑出した二人がソルボンヌに入っていく。外国の要人にくわえ何千人もの著名人が祝賀会を見守っていた。会場は祝福に包まれていたが、この二人にとってはすべて順調というわけでもなかった。二人とも年をとり、人生は下り坂にさしかかっているようだ。リスターは六五歳で、キングズ・カレッジの教授を引退しなくては

ならない年になっていた。数か月後には、三七年にわたりよき伴侶だった妻が亡くなり、心に埋めようのない空洞ができることになる。パスツールは少しまえに脳卒中を起こしていた――生涯で三回経験することになる脳卒中の二度目だった。ロンドンのリスターに送った手紙で病気について書いている。「言語障害はこの先ずっと残ります。左半身の一部が麻痺していますが、これも治ることはありません」[2]。祝賀会の日、知の巨人は壇上で足をひきずり、介助なしでは満足に歩けなかった。

リスターは祝辞のなかでこのフランスの科学者に称賛を贈った。いつもの謙虚さで、外科の変革に自身が果たした役割についてはは多くを語らなかった。医学の「闇のカーテンをあけた」のはパスツールの功績だとした。「あなたのおかげで外科は変わりました。……運まかせで危険だった外科が道理に基づいた安全な科学へと変化を遂げました」とパスツールについて語った[3]。「あなたこそ科学を重んじる現代の外科医の指導者であり、我々外科の世界にいる――とくにスコットランドにいる――賢明で善良な者たちは、尊敬と親愛をもってあなたのことを称えたいと思います。このような気持ちを抱かせる人はめったにいないでしょう」。脳卒中による重い言語障害がなければ、パスツールもリスターに対してまったく同じ気持ちを表しただろう。

リスターの祝辞が終わると、会場に嵐のような拍手が巻き起こった。パスツールは椅子から立ち上がり、介添者の助けを借りながらリスターを抱擁した。このときの公式の記録によると、「人類を救う科学のなかで生まれた兄弟愛を絵にしたようだった」[4]という。

二人が会うことは二度となかった。

リスターは、自身が打ち立てた理論と技術が受け入れられたあと何十年も生き、やがて外科学の英雄と称えられた。ヴィクトリア女王の侍医——侍医は常勤だった——に任命された。晩年には、数多くの栄誉を次々に受ける。ケンブリッジ大学とオックスフォード大学で名誉博士号を授与され、また医学界における唯一無二の功績を称えられブデ賞を授与された。それからまもなく、ロンドンで開催された国際医学会議に出席する。同じ会議にフィラデルフィアで初めて出席したときとは異なり、ロンドンでふたたび開催されたときにはリスターの名声は頂点を極め、消毒法も高い評価を受けていた。リスターはナイトに叙せられ準男爵の称号を与えられる。さらに王立協会の会長に選ばれた。そして爵位を授けられライム・リージズのリスター卿となった。また、医学研究団体の設立に協力し、この団体はのちにリスターの栄誉を称えリスター予防医学研究所と名づけられた。亡くなる一〇年前には、枢密顧問官になりメリット勲章を授与される。すべて科学と医学の業績を認められてのことだった。

微生物に関する知識が急速に広まったことで、ヴィクトリア朝時代の人々の清潔に対する関心も高まり、石炭酸による消毒関連製品と一般向け衛生用品の新しい商品が市場にあふれた。そのなかでもっとも有名になったのは、一八七九年に医師のジョゼフ・ジョシュア・ローレンスが発明したリステリンだろう。ローレンスは、フィラデルフィアでリスターが行った講演に出席し、それがきっかけでその後まもなく、セントルイスの古い葉巻工場の裏で独自の消毒用薬剤の製造を始めたのだった。ローレンスの調合は、(フェノール誘導体である) チモールにオイカリプトールとメントールをくわえたもので、アルコール濃度二七パーセントだった。

一八八一年に起業家精神あふれる薬剤師のジョーダン・ウィート・ランバートがローレンスと出会いリステリンの可能性に気づかなければ、リステリンはそれで終わっていただろう。[5] ランバートは、人がいい医師から製品と調合法に関する権利を買い取り、フケの処理、床の清掃、さらには淋病の治療など、さまざまな用途に使える消毒剤として市場に売り出した。一八九五年、ランバートはリステリンを口腔《こうくう》消毒薬として歯科医に広め、リステリンは不滅の地位を確立した。

石炭酸が熱狂的にもてはやされたころ生まれた製品には、フェノール石鹸、一般用フェノール消毒剤（説明書きが印刷された簡素なボトルで売っていることが多い）、フェノール配合歯磨き粉などがある。カルヴァート社のフェノール歯磨き粉は、家庭で使われる人気商品になり、ヴィクトリア女王も愛用した。アメリカでは、イリノイ州の開業医が石炭酸を初めて痔核《じかく》に注射したが、この治療は怪しげなもので、患者が数週間歩けなくなることも多かった。石炭酸の驚異的な特性が有名になったので、石炭酸の歌までできた。アイオワ出身の薬剤師クラレンス・C・ワイリーは一九〇一年にラグタイムの曲「カー・バリック・アシッド・ラグ（Car-Balick-Acid Rag）」（石炭酸［carbolic acid］のもじり）と題する曲を作曲し著作権登録をして有名になった。楽譜と自動ピアノの巻取り譜が出版された。

誤った情報による危険もあった。一八八八年九月、『アバディーン・イブニング・エクスプレス』紙は、一度に一三人が石炭酸で中毒を起こし五人が死亡したと伝えている。のちにイギリスの規制で、有毒化学物質を純物質のまま一般の人に販売することが禁止された。一八九二年、石炭酸は会社訴訟でも注目された。一八八九年から一八九〇年にかけインフルエンザで一〇〇万人の死者が出たが、その流行の初期に、インフルエンザの予防薬としてカーボリック・スモーク・ボールという物議をかもしそうな名前の商品がロンドンで売り出された。これは、石炭酸が入ったゴム製のボールにチューブがついたもので、チューブを鼻のなかに入れボールを押すと蒸気が出る。こうすると鼻水が出て、感染した病気が洗い流されるというものだった。

スモーク・ボールの製造業者は販売戦略として、だれも文字通り受け取らないだろうという前提で、この製品を使って効果がなかった場合は一〇〇ポンドの補償金を支払う、と広告を出した。当時としては破格の大金だ。会社側が判断を誤ったことから起こされたこの訴訟を担当した裁判官は、これは「単なる大げさな宣伝」だとするカーボリック・スモーク・ボール社の主張を退け、この広告は顧客に対する保証を明示していると判断した。判決により同社は、スモーク・ボールを買ったにもかかわらずインフルエンザにかかり期待を裏切られたルイーザ・カーリルに補償金を支払うことを命じられた。現在でも、この訴訟は契約義務の基本原則に関する判例として、法律を学ぶ学生にしばしば紹介されている。

リスターの業績がもとになった出来事でさらに驚くのが、こんにち世界的に知られている大企業の設立である。ロバート・ウッド・ジョンソンは、リステリンの発明者と同じく、フィラデルフィアの国際医学会議でリスターの講演に出席し、初めて消毒について知った。その日聞いたことに着想を得て、ジョンソンは二人の兄弟、ジェイムズとエドワードとともに会社を設立し、リスターの手法に基づいた手術用の滅菌包帯と滅菌縫合糸の大量生産を世界で初めて行った。兄弟は、この会社をジョンソン・エンド・ジョンソンと命名した。

しかしながら、いつまでも残るリスターの業績は、広く普及し認められた考え方そのもので、これは、長く続いた消毒法をめぐる論争のあいだ、リスター自身が根気強く努力した結果であるとともに、彼のもとで学んだ学生たち――「リステリアン」の中心になる人々――からなる小さな集団の献身的な尽力によるものでもある。外科医としてのキャリアを終えるころには、リスターに畏敬の念を抱く真剣な学生が数多くあとに続いた。初期のころの学生は、師の傑出した業績の護符のように、神聖なる石炭酸噴霧器を高くかかげた。偉大な外科医のもとで学ぶため、パリ、ウィーン、ローマ、ニューヨークなど世界各地から学生が集まった。学生たちは、リスターの考え方と手法を身につけ巣立っていった。そして、苦労のすえ認められた精緻な方法を正確に適用すれば、それまでむざむざと失われていた命をはるかにしのぐ多くの命が外科によって救われる日がくる、というゆるぎない信念を抱くようになる。

リスターの消毒法が受け入れられたことは、医学界が細菌説を認めたということを何より明確に示すものであり、科学と医学が融合した画期的な出来事だった。『グロス・クリニック』を描いた画家、トマス・エイキンズは、一八八九年、ふたたび同じ主題に取り組み『アグニュー・クリニック』を制作する。今回は、血にまみれた外科医がいる薄汚れた手術室でなく、驚くばかりに清潔な明るい手術室で医師たちはまっ白な上着を着ている。『アグニュー・クリニック』は、消毒と衛生を象徴しているのだ。「リステリズム」の輝かしい勝利だ（本書目次の絵画）。

歳月が流れ、医療処置は、消毒（antisepsis：細菌を殺す）から無菌（asepsis：細菌のいない環境で行う）へと徐々に変わっていった。リスターの思想体系が依拠してきた理論そのものが、消毒より無菌を求める方向へと変化していると思われた。しかしリスターは、この変化に反対だった。無菌状態にするには、手術を始めるまえに患者の近辺のあらゆるものを念入りに滅菌する必要があるが、これは、外科医が今後も、管理された病院外の環境で手術を行うのであれば、実行するのが難しいからだった。手術は、ダイニングテーブルの上でも手術室でも安全に行えるべきで、患者の自宅で手術をする場合は、消毒法が唯一の実現可能な解決策だと考えていた。

リスターは、病院の重要性を認めていたが、それは貧しい人たちの治療と介護のためだった。リスターの学生だったガイ・セオドア・レンチは後年、リスターの功績がなければ、病院自体が存在しなくなっていたかもしれないと論じる。「大規模な病院は放棄され、かわりに掘立小屋のような病院ができていただろう」と述べている。[6]「リスターは、（略）病院が瀬戸際に立たされていたときに尽力した。患者だけでなく病院も救った。貧しい人たちに対する外科の対応が後退するのを（略）食い止めた」とする。ただし、病院は不可欠であると認めるいっぽうで、外科医の仕事はすべて病院を拠点とするものだ（拠点とすべきだ）とは考えていなかった。資力を持つ者に対しては、引き続き病院の外、つまり個人で開業する診療所や自宅での治療が行われると信じていた。

人生の終わりが近づくと、リスターは、もし自分の人生を世に伝えるなら科学的業績に絞ってほしいという希望を伝えていた。一九〇八年六月二六日付けの遺言で、八一歳の年老いた外科医は、リックマン・ジョン・ゴッドリーに、もう一人の甥のアーサー・リスターと協力して「科学に関する原稿、スケッチを整理し、永続的な科学的価値がなく科学的な関心を集めないものは破棄するか相応の処分をするように」と依頼した。[7]

リスターは、自身の個人的な話は科学と外科学の業績にあまり関係ないと考えていたが、それは思い違いだ。発想は何もないところから生まれるのではない。それが真実であることを、リスターの人生が明確に証明している。父の顕微鏡をのぞいたときからヴィクトリア女王によって爵位が授与されるまで、リスターの人生は周囲の環境と人々によって形作られ影響を受けてきた。私たちもみなそうだが、自分自身が深く尊敬する人たちの意見を通して自分の世界を見てきたのだ。傑出した顕微鏡学者で支えになってくれた父のジョゼフ・ジャクソン、UCLの指導者でエディンバラに行くことを勧めたウィリアム・シャーピー、長きにわたる助言者で義父のジェイムズ・サイム、そして、一九世紀最大の医学の謎を解明するための鍵を示してくれた科学者、ルイ・パスツール。

一九一二年二月、冬の寒い朝、リスターは静かに息を引きとった。ベッドのそばには、学生時代から心をとらえてやまなかったテーマ、腐敗の性質と原因に関する書きかけの論文があった。視力も聴力も著しく低下していたが、死のまぎわまで科学の世界にかかわり続けたのだった。死後、遺言はすべて執行された――ただひとつを除いては。家族たちとの個人的な手紙は捨てられず、甥の手によって保管された。何よりもまずこれらの書簡を通じて、私たちはリスターの胸の内を知ることができるのだ。

かつてジョゼフ・ジャクソンは息子に、消毒法を自分自身の手で「志を同じくする人たち」に伝えることが恩恵になると気づかせた。生涯をかけ並はずれた決意で自己犠牲を払い、リスターの主張の正当性は完全に認められた。先駆的な研究のおかげで、手術の結果はもはや運に左右されはしないということが確実になった。以後、無知より知識が、怠惰より勤勉が、外科の将来を決めることになる。[8] 術後感染について、外科医は問題が起きてから対応するのではなく、問題が起きないようにするため対応するようになった。メスをふるう手の速さが称賛されるのでなく、慎重で手順に則り正確であることが尊敬される。[9] リスターが編み出した手法によって、手術は肉切りの技から近代科学へと変化を遂げ、新しく試し検証した方法が、使い古された慣行を凌駕《りょうが》した。医学の領域が広がり、生きた身体をより徹底して調べることが可能になり、こうして何万もの命が救われた。

リスターの学生で助手だったヘクター・キャメロンが後年語っている。「私たちは天才とかかわっているとわかっていた。歴史を作る過程に手を貸しているのだ、何もかもが新しくなるのだ、と感じていた」[10]。かつて不可能だったことが、今ではやり遂げられるようになった。かつては考えつきもしなかったことが想像できる。医学の未来はにわかに限りなく広がったのだった。

謝辞

困難な道の先には、往々にして美しい場所が待っている。本書を着想したのは、私の人生のなかでとても落ち込んでいたときだった。投げだしたくなったときでもやり抜くようにと励ましてくれたすばらしい人たちがいなければ、この本が日の目を見ることはなかっただろう。

だれよりもまず、家族に心からの感謝をおくりたい。父のマイケル・フィッツハリスは、私は作家なのだとずっと信じてくれた——私が自分で信じられなくなったときでさえも。母のデビー・クリーベは、私が子どものときからはかりしれない犠牲をはらってくれた。だからこそ、今の私がある。きょうだいのクリス・フィッツハリス、そしてクリスと最近結婚したジョイ・モンテーロ、継母と継父のスーザン・フィッツハリスとグレッグ・クリーベ、すばらしい義理の家族グレアム・ティールとサンドラ・ティールにも感謝する。

実の妹のようないとこたち、ローレン・ピアース、エイミー・マーテル、エリザベス・ウィルバンクスにもお礼を言いたい。覚えていてほしい。「あなたたちは私のもの」

どれほど才能ある作家でも、支援してくれる人がいなければどうにもならない。エージェントのロス＝ユーン・エージェンシーのアナ・スプラウル＝ラティマーに特別な感謝を表したい。私がいつか本を書けるだろうという望みをけっして捨てないでいてくれた。二度目の企画では、初めてのこの本のように長くお待たせしないと約束する。すぐれた才能あるエージェントであり親しい友人でもあるヒラリー・ナイトにもお礼を言いたい。

ファラー・ストラウス・ジラー社で担当してくれた編集者のアマンダ・ムーンにはとくに感謝している。ヴィクトリア朝時代の外科医の生涯をもとに歴史上の画期的な変革についての壮大な物語を編み出す手助けをしてくれた。あなたの鋭敏な見識はかけがえのないものだ。有能なリサーチ・アシスタントのキャロライン・オーヴァリーにも感謝する。ロンドンで膨大な記録を根気強くあたってくれたおかげで、リスターの物語に彩りを添えることができた。また、マイケル・ワーボイズ教授の歴史に関する鋭い見解と助言は、本書執筆にあたりまたとない貴重なものだった。

離婚弁護士に謝辞を述べる作家はあまりいないだろうが、私の場合は特別な意味がある。ファーハナ・シャザディは、懸命に私の権利を守ってくれた。あなたのおかげでもう一度自分の価値を見出すことができ感謝している。

すばらしい団体「善き死のための会（Order of the Good Death）」（死についてオープンに語り考えることを目ざしている団体）の支援が

得られたのは幸運だった。勇気あるリーダー、ケイトリン・ダウティに感謝。一人の人間としても作家としても刺激をもらった。ミーガン・ローゼンブルームとサラ・チャヴェス・トループの友情は私の心を豊かにしてくれた。ジェフ・ジョーゲンセンにも感謝する。夜遅くかける電話をいつも聞いてくれ、私の未来は今よりきっとよくなると信じてくれた。

私の人生の転機でいつも賢明な指針をくれるポール・カウダナリスに心から感謝する。あなたがいるおかげで私の人生はもっと明るくなった（そして未知の世界が広がった）。

私の人生にかかわりよい方向へと導いてくれた人たちがいる。アレックス・アンスティは何年も前に、とつぜん私の人生に飛び込んできた。彼の創造力あふれる熱意がなければ、私のブログ『外科医の見習い（The Chirurgeon's Apprentice）』を始めることはなかっただろう。驚異的な発想をたえず与えてくれ、ありがたく思っている。

友人であり学者仲間のビル・マクルホース博士に心からの感謝を。あなたのことは会ったときから尊敬している。これからももっとたくさんの「不思議な飲み会」と魅力的な会話がありますように。

悪戦苦闘するのが私のアイデンティティにならないよう注意してくれた友人たちに感謝する。シャノン・マリー・ハーモン、私がタコスの中身なら、あなたはそれをしっかり包んでくれる皮のようなもの。エリカ・リリー、元気が出るものがほしくなったときは、かならずランチボックスを持ってきてくれると期待している。ジェイ・ヴィルディ、あなたの人生は多くの点で私の人生と重なる。ぜったいにあきらめてはいけないと、思い起こさせてくれたことに感謝。エリック・マイケル・ジョンソンには、心からのお礼を伝えたい。自分は作家なのだと信じなさいと励ましてくれた。そして、ジリアン・ドルージョン。あなたがいなければ、この本はずっと前に仕上がっていたはずだった。度を超した酒盛りと夜遊びに乾杯。

ヤンキー応援団をほんとうにありがたく思っている。エリン・レシュク、ジュリー・カレン、クリスティン・シュルツ、ブレア・タウンゼンドのみなさん。シェリー・エステス、チャンスをつかんで冒険に踏み出せば夢はかなう。それからエネルギーあふれる二人組のカロリン・ブリートとセドリック・ダムール、つらくなったときは、いつでもあなたたちを頼ればよいと私はわかっている。

ロリ・コーンギーベルにはとくに感謝している。思いやりがあり前向きな思考で日々着想を助けてくれた。海をへだててはいるが、けっして離れはしない心のなかのきょうだい。それから、エドワード・ブルック＝ヒッチング、レベッカ・ライディアル、ジョアン・ポール博士――すぐれた作家というだけでなくすばらしい友人たち。サム・スミスにも感謝。いつも支えてくれると信じている。あなたがずっと信じてくれたおかげで、私は今日ある。

ロンドン塔のレイヴンマスター（ロンドン塔で鴉［カラス］の飼育をする衛士。ロンドン塔から鴉がいなくなると英国は滅びるという伝承がある）、クリス・スカイフと美しいジャスミン夫人、娘さんのミケイラには格別の感謝を捧げたい。あなたたちの愛と励ましがどれほど大きかったか、あなたたちにはわからないだろう。クリス、次はあなたの番。

私に力を貸すことで昔の友情にひびが入るかもしれないのに、私を助けてくれた人たちがいる。クレイグ・ヒル、あなたの心は純金。私はいつまでもあなたの忠実な友でいる。グレッグ・ウォーカーとトマス・ウェイトにも感謝。人生でいちばんつらかった時期にあなたのやさしさと思いやりが救いになったことを、私はけっして忘れない。

人は出会い去っていく。それでも人生の初めからともにいる人たちもいる。子ども時代から――今となっては恥ずかしい『バンパイアの時代』にも――ずっと友達でいてくれた人たちに感謝したい。マーラ・ジネックス、アリッサ・ヴォイトマン、キム・マリノフスキー、愛と笑いをありがとう。私たちの人生がどこへ向かおうとも、私たちにはいつもお互いの存在がある。

これまでの人生で私を励ましてくれ、さまざまな刺激を与えてくれた多くの先生方にお礼を申し上げるのを忘れてはならない。五年生のときに教えてくれたジェフ・ゴロブ、高校の英語の先生、バーブ・フライゼルに感謝する。オックスフォード大学博士課程の指導教官、マーガレット・ペリングは、限りない知識と助言をさずけてくれ、ありがたく思っている。何年もまえ、イリノイ・ウェズリアン大学の学部生だったときに科学医学史の道へと導いてくれたマイケル・ヤング博士には、心からの感謝を伝えたい。四回生のクラスに新入生の私がいたことに先生が気づいていたら、私の人生はかわっていただろう。友情とご支援に感謝している。

最後になったが、すばらしい夫、エイドリアン・ティールに感謝する。あなたがいなければ、私は道に迷っていただろうといってよい。いっしょにいる一日一日がありがたく、これからあなたとともに、明るく幸せな未来を迎えることを楽しみにしている。愛をおくる。

[7] Contemporary copies of the will and codicil, MS 6979/18/1-2, Wellcome Library, (found in) Richard K. Aspin, "Illustrations from the Wellcome Institute Library, Seeking Lister in the Wellcome Collections," *Medical History* 41 (1997): pp.86–93.

[8] Thomas Schlich, "Farmer to Industrialist: Lister's Antisepsis and the Making of Modern Surgery in Germany," *Notes and Records of the Royal Society* 67 (2013): p.245.

[9] 以下を参照。Worboys, *Spreading Germs*, p.24.

[10] R. H. Murray, *Science and Scientists in the Nineteenth Century* (London: Sheldon Press, 1925), p.262.

Jackson Lister to Joseph Lister, Jan. 27, 1869, MS 6965/63, Wellcome Library. 以下も参照。Lord Lister, "Remarks on Some Points in the History of Antiseptic Surgery," *The Lancet*, June 27, 1908, 1815.

［8］(Quoted in) Fisher, *Joseph Lister*, p.194.

［9］F. N. L. Pointer, "The Contemporary Scientific Background of Lister's Achievement," *British Journal of Surgery* 54 (1967): p.412.

［10］(Quoted in) Cameron, *Joseph Lister*, p.105.

［11］たとえば、1871年にプリマスで開催された英国医師会の会合で講演を行った。

［12］James G. Wakley, "A Mirror of the Practice of Medicine and Surgery in the Hospitals in London," *The Lancet*, Jan. 14, 1871, pp.47–48.

［13］Cameron, *Joseph Lister*, p.99.

［14］Flaneur, "Antiseptic Surgery," *The Lancet*, Jan. 5, 1878, p.36.

［15］Cameron, *Joseph Lister*, pp.110–111.

［16］(Quoted in) Fisher, *Joseph Lister*, p.159.

［17］(Quoted) 同前。

［18］リスターのアメリカへの旅についてはあまり知られておらず、記述にあたっては、以下の記録に多くを負っている。Ira Rutkow, "Joseph Lister and His 1876 Tour of America," *Annals of Surgery* 257, no. 6 (2013): pp.1181–1187. この部分に関する本書の記述は主としてこのすぐれた記録に基づく。

［19］George Derby, "Carbolic Acid in Surgery," *The Boston Medical and Surgical Journal*, Oct. 31, 1867, p.273.

［20］同前、p.272. ダービーがリスターの名前のつづりを間違えた理由は明らかでない。

［21］R. Lincoln, "Cases of Compound Fracture at the Massachusetts General Hospital Service of G. H. Gay, M.D.," *The Boston Medical and Surgical Journal*, n.s., 1, no. 10 (1868): p.146.

［22］(Quoted in) John Ashhurst, ed., *Transactions of the International Medical Congress of Philadelphia, 1876* (Philadelphia: Printed for the Congress, 1877), p.1028.

［23］同前、p.532.

［24］同前。

［25］同前、p.517, p.538.

［26］G. Shrady, "The New York Hospital," *Medical Record* 13 (1878): p.113.

［27］(Quoted in) Ashhurst, *Transactions*, p.42.

［28］E. H. Clarke et al., *A Century of American Medicine, 1776–1876* (Philadelphia: Henry C. Lea, 1876), p.213.

［29］Fisher, *Joseph Lister*, p.223.

［30］(Quoted in) James M. Edmonson, *American Surgical Instruments: The History of Their Manufacture and a Directory of Instrument Makers to 1900* (San Francisco: Norman, 1997), p.71.

［31］Joseph Lister, "The Antiseptic Method of Dressing Open Wounds," *Medical Record* 11 (1876): pp.695–696.

［32］リスターの講義はその場で蓄音機に録音されたとする歴史家もいるが、蓄音機が発明されたのは、この翌年である。

［33］Henry Jacob Bigelow, "Two Lectures on the Modern Art of Promoting the Repair of Tissue," *The Boston Medical and Surgical Journal*, June 5, 1879: pp.769–770.

［34］Wrench, *Lord Lister*, pp.267–270.

［35］James G. Wakley, "Professor Lister," *The Lancet*, March 10, 1877, p.361.

［36］(Quoted in Fisher), *Joseph Lister*, p.230.

エピローグ

［1］Richard Selzer, *Letters to a Young Doctor* (New York: Simon & Schuster, 1982), p.51.

［2］Pasteur to Lister, Jan. 3, 1889, MS 6970/13 (in French), Wellcome Library.

［3］Nuland, *Doctors*, p.380.

［4］(Quoted in) Fisher, *Joseph Lister*, p.294.

［5］Leon Morgenstern, "Gargling with Lister," *Journal of the American College of Surgeons* 204 (2007): pp.495–497.

［6］Wrench, *Lord Lister*, p.137.

1869, MS 6966/33, Wellcome Library.
[21] (Quoted in) Godlee, *Lord Lister*, p.244.
[22] Joseph Lister, *Introductory lecture delivered in the University of Edinburgh*, November 8, 1869 (Edinburgh: Edmonston and Douglas, 1869), p.4.
[23] "[Mr Syme]," *The Lancet*, July 2, 1870, p.22.
[24] "James Syme, F.R.S.E., D.C.L., Etc.," *British Medical Journal*, July 2, 1870, p.25.
[25] Cameron, *Joseph Lister*, p.100.
[26] F. Le M. Grasett, "Reminiscences of 'the Chief,' " in *Joseph, Baron Lister: Centenary Volume, 1827–1927*, ed. A. Logan Turner (Edinburgh: Oliver and Boyd, 1927), p.109.
[27] Cheyne, *Lister and His Achievement*, p.24.
[28] 同前。
[29] (Quoted in) Crowther and Dupree, *Medical Lives in the Age of Surgical Revolution*, p.102.
[30] Martin Goldman, *Lister Ward* (Bristol: Adam Hilger, 1987), p.61, p.62.
[31] 同前、p.70.
[32] Worboys, "Joseph Lister and the Performance of Antiseptic Surgery," p.206.
[33]以下を参照。Joseph Lister, "Observations on Ligature of Arteries on the Antiseptic System," *The Lancet*, April 3, 1869, pp.451–455. 以下も参照。T. Gibson, "Evolution of Catgut Ligatures: The Endeavours and Success of Joseph Lister and William Macewen," *British Journal of Surgery* 77 (1990): pp.824–825.
[34] Godlee, *Lord Lister*, p.231.
[35] "Professor Lister's Latest Observations," *The Lancet*, April 10, 1869, p.503.
[36] Lister's Commonplace Books, MS0021/4/4 (9), Royal College of Surgeons of England.
[37] Erichsen, *On Hospitalism and the Causes of Death After Operations*, p.98.
[38] Joseph Lister, "A Method of Antiseptic Treatment Applicable to Wounded Soldiers in the Present War," *British Medical Journal*, Sept. 3, 1870, pp.243–244.
[39] Lister, "Further Evidence Regarding the Effects of the Antiseptic System of Treatment upon the Salubrity of a Surgical Hospital," p.287–288.
[40]以下を参照。Stanley, *For Fear of Pain*, p.89.
[41] Thomas Keith, "Antiseptic Treatment," *The Lancet*, Oct. 9, 1869, p.336.
[42] E. R. Bickersteth, "Remarks on the Antiseptic Treatment of Wounds," *The Lancet*, May 29, 1869, p.743.
[43] James G. Wakley, "Hospitalism and the Antiseptic System," *The Lancet*, Jan. 15, 1870, p.91.
[44] この記述は以下による。Leeson, *Lister as I Knew Him*, pp.21–24.

第一一章

[1] Oliver Goldsmith, *The Deserted Village, A Poem*, 2nd ed. (London: W. Griffin, 1770), 10 (ll.179–180).
[2] "Journal Entry: Tuesday 29th August 1871," *Queen Victoria's Journals* 60: 221, http://www.queenvictoriasjournals.org/home.do.
[3] Jonathan Hutchinson, "Dust and Disease," *British Medical Journal*, Jan. 29, 1879, pp.118–119.
[4] Cameron, *Joseph Lister*, p.88.
[5] "Journal Entry: Monday 4th September 1871," *Queen Victoria's Journals* 60:224, http://www.queenvictoriasjournals.org/home.do.
[6] (Quoted in) Godlee, *Lord Lister*, p.305.
[7] 後年リスターは、ゴム管によるドレナージを行ったのは、ヴィクトリア女王が初めてだったと述べているが、リスターが父に宛てた手紙から、女王の手術の2年前にあたる1869年にすでに行っていたことが明らかである。リスターは膿瘍に関してゴム管によるドレナージを行ったという意味で初めての例だとしている可能性がある。以下による。Joseph

［28］ Frederick W. Ricketts, "On the Use of Carbolic Acid," *The Lancet*, Nov. 16, 1867, p.614.
［29］ James Morton, "Carbolic Acid: Its Therapeutic Position, with Special Reference to Its Use in Severe Surgical Cases," *The Lancet*, Feb. 5, 1870, p.188.
［30］ James Morton, "Carbolic Acid: Its Therapeutic Position, with Special Reference to Its Use in Severe Surgical Cases," *The Lancet*, Jan. 29, 1870, p.155.
［31］ Joseph Lister, "An Address on the Antiseptic System of Treatment in Surgery, Delivered Before the Medico-Chirurgical Society of Glasgow," *British Medical Journal* (1868): pp.53–56, pp.101–102, pp.461–463, pp.515–517; Joseph Lister, "Remarks on the Antiseptic System of Treatment in Surgery," *British Medical Journal*, April 3, 1869, pp.301–304.
［32］ Morton, "Carbolic Acid," p.155.
［33］ James G. Wakley, "Antiseptic Surgery," *The Lancet*, Oct. 29, 1870, p.613.
［34］ "The Use of Carbolic Acid," *The Lancet*, Nov. 14, 1868: p.634.
［35］ *The Lancet*, Dec. 5, 1868, p.728.
［36］ "Carbolic Acid Treatment of Suppurating and Sloughing Wounds and Sores," *The Lancet*, Dec. 12, 1868, p.762.
［37］ Gaw, *"Time to Heal,"* pp.38–39.
［38］ James Paget, "Clinical Lecture on the Treatment of Fractures of the Leg," *The Lancet*, March 6, 1869, p.317.
［39］ "Compound Comminuted Fracture of the Femur Without a Trace of Suppuration," *The Lancet*, Sept. 5, 1868, p.324.

第一〇章

［1］ John Locke, *Essay Concerning Human Understanding* (1690), ed. and intro. Peter H. Nidditch (Oxford, U.K.: Clarendon Press, 1975), Epistle Dedicatory, p.4.
ジョン・ロック『人間知性論』、大槻春彦訳（岩波書店）
［2］ アナンデールに関する記述は以下に報告されている。Robert Paterson, *Memorials of the Life of James Syme* (Edinburgh: Edmonston and Douglas, 1874), pp.304–305.
［3］ "Professor Syme," *The Lancet*, April 10, 1869, p.506.
［4］ "Professor Syme," *The Lancet*, April 17, 1869, p.541.
［5］ Fisher, *Joseph Lister*, p.167; Godlee, *Lord Lister*, p.241.
［6］ (Quoted in) Godlee, *Lord Lister*, p.242.
［7］ 同前。
［8］ "The Appointment of Mr. Lister," *The Lancet*, Aug. 21, 1869, p.277.
［9］ Gaw, *"Time to Heal,"* p.42.
［10］ Fisher, *Joseph Lister*, p.165.
［11］ Donald Campbell Black, "Mr. Nunneley and the Antiseptic Treatment (Carbolic Acid)," *British Medical Journal*, Sept. 4, 1869, p.281, (quoted in) Gaw, *"Time to Heal,"* p.46.
［12］ Donald Campbell Black, "Antiseptic Treatment," *The Lancet*, Oct. 9, 1869, pp.524–525.
［13］ Joseph Lister, "Glasgow Infirmary and the Antiseptic Treatment," *The Lancet*, Feb. 5, 1870, p.211.
［14］ Joseph Lister, "On the Effects of the Antiseptic System of Treatment upon the Salubrity of a Surgical Hospital," *The Lancet*, Jan. 1, 1870, p.4.
［15］ Lister, "Glasgow Infirmary," p.211.
［16］ Henry Lamond, "Professor Lister and the Glasgow Infirmary," *The Lancet*, Jan. 29, 1870, p.175.
［17］ Thomas Nunneley, "Address in Surgery," *British Medical Journal*, Aug. 7, 1869, p.152, pp.155–156.
［18］ Joseph Lister, "Mr. Nunneley and the Antiseptic Treatment," *British Medical Journal*, Aug. 28, 1869, pp.256–257.
［19］ Joseph Jackson Lister to Joseph Lister, June 6, 1869, MS 6965/67, Wellcome Library.
［20］ Arthur Lister to Joseph Lister, Oct. 19,

ていた。
[31] David Masson, *Memories of London in the Forties* (Edinburgh: William Blackwood & Sons, 1908), p.21.
[32] Lister, "On a New Method of Treating Compound Fracture," p.329.
[33] 同前、pp.357–359.
[34] 同前、p.389.
[35] Fisher, *Joseph Lister*, p.145.
[36] 同前、pp.142–143.
[37] (Quoted in) Godlee, *Lord Lister*, p.189.
[38] 同前。
[39] 同前、pp.196–197.
[40] 同前、p.198.
[41] Lister, "On a New Method of Treating Compound Fracture," p.327.
[42] Michael Worboys, "Joseph Lister and the Performance of Antiseptic Surgery," *Notes and Records of the Royal Society of London* 67, no. 3 (2013), pp.199–209.
[43] Joseph Lister, "Illustrations of the Antiseptic System of Treatment in Surgery," *The Lancet*, Nov. 30, 1867, p.668.

第九章

[1] Jean-Baptiste Bouillaud, *Essai sur la philosophie médicale et sur les généralités de la clinique médicale* (Paris: Rouvier et le Bouvier, 1836), p.215; (translation quoted in) Ann F. La Berge, "Debate as Scientific Practice in Nineteenth-Century Paris: The Controversy over the Microscope," *Perspectives on Science* 12, no. 4 (2004): p.424.
[2] Sir James Paget, "The Morton Lecture on Cancer and Cancerous Diseases," *British Medical Journal*, Nov. 19, 1887, p.1094.
[3] Lucy G. Thurston, *Life and Times of Mrs. G. Thurston* (Ann Arbor, Mich.: Andrews, 1882), pp.168–172, (quoted in) William S. Middleton, "Early Medical Experiences in Hawaii," *Bulletin of the History of Medicine* 45, no. 5 (1971): p.458.
[4] (Quoted in) Godlee, *Lord Lister*, p.213.
[5] 同前。
[6] 同前。
[7] 同前。
[8] 同前。
[9] Joseph Lister, "On Recent Improvements in the Details of Antiseptic Surgery," *The Lancet*, March 13, 1875, p.366. この記述はイザベラの手術に関するものではなく、リスターが行った別の手術のものである。姉に対しても同じ手順に従ったと考えるのが妥当と思われる。
[10] Cameron, *Reminiscences of Lister*, p.32.
[11] (Quoted in) Godlee, *Lord Lister*, p.213.
[12] Joseph Lister, "On the Antiseptic Principle in the Practice of Surgery," *British Medical Journal*, Sept. 21, 1867, pp.246–248.
[13] James Syme, "On the Treatment of Incised Wounds with a View to Union by the First Intention," *The Lancet*, July 6, 1867, pp.5–6.
[14] James G. Wakley, "The Surgical Use of Carbolic Acid," *The Lancet*, Aug. 24, 1867, p.234.
[15] (Quoted in) Godlee, *Lord Lister*, pp.201–202.
[16] James G. Wakley, "Carbolic Acid," *The Lancet*, Sept. 28, 1867, p.410.
[17] (Quoted in) Fisher, *Joseph Lister*, p.152.
[18] 同前、p.151.
[19] Joseph Lister, "On the Use of Carbolic Acid," *The Lancet*, Oct. 5, 1867, p.444.
[20] Fisher, *Joseph Lister*, p.151.
[21] (Quoted in) Godlee, *Lord Lister*, p.206.
[22] Joseph Lister, "Carbolic Acid," *The Lancet*, Oct. 19, 1867, p.502.
[23] 同前。
[24] James Y. Simpson, "Carbolic Acid and Its Compounds in Surgery," *The Lancet*, Nov. 2, 1867, pp.548–549.
[25] Joseph Lister, "Carbolic Acid," *The Lancet*, Nov. 9, 1867, p.595.
[26] William Pirrie, "On the Use of Carbolic Acid in Burns," *The Lancet*, Nov. 9, 1867, p.575.
[27] (Quoted in) Godlee, *Lord Lister*, p.205.

第八章

[1] George Henry Lewes, *The Physiology of Common Life*, vol. 2 (Edinburgh: W. Blackwood, 1859–60), p.452.

[2] "Letters, News, etc.," *The Lancet*, April 26, 1834, p.176, (quoted in) Stanley, *For Fear of Pain*, p.152. この話は19世紀初頭のものであるが、1960年代にもあてはまる。傍点は筆者。

[3] Margaret Pelling, *Cholera, Fever, and English Medicine, 1825–1865* (Oxford: Oxford University Press, 1978), p.2.

[4] Gaw, *"Time to Heal,"* p.19.

[5] (Quoted in) R. J. Morris, *Cholera, 1832: The Social Response to an Epidemic* (New York: Holmes & Meier, 1976), p.207.

[6] William Budd, "Investigations of Epidemic and Epizootic Diseases," *British Medical Journal*, Sept. 24, 1864, p.356, (quoted in) Gaw, *"Time to Heal," p.24.* バッドがコレラの毒は空気中を運ばれると考えていたいっぽうで、空気を吸い込むことによってでなく、空気中で汚染された食物と水を摂取することにより伝染すると考えていたことは興味深い。

[7] W. Budd, "Cholera: Its Cause and Prevention," *British Medical Journal*, March 2, 1855, p.207.

[8] M. Faraday, "The State of the Thames, Letter to the Editor," *Times*, July 9, 1855, p.8.

[9] *Times*, June 18, 1858, p.9.

[10] (Quoted in) Patrice Debré, *Louis Pasteur*, trans. Elborg Forster (Baltimore: Johns Hopkins University Press, 1998), p.96.

[11] 同前、p.87.

[12] René Dubos, *Pasteur and Modern Science*, ed. Thomas D. Brock (Washington, D.C.: ASM Press, 1998), p.32.

[13] René Vallery-Radot, *The Life of Pasteur*, (trans.) Mrs. R. L. Devonshire (Westminster: Archibald Constable & Co, 1902), 1: p.142, in Godlee, *Lord Lister*, p.176.

[14] (Quoted in) Sherwin B. Nuland, *Doctors: The Biography of Medicine* (New York: Vintage Books, 1989), p.363.

[15] (Quoted in) Vallery-Radot, *The Life of Pasteur*, vol. I, p.129.

[16] Debré, *Louis Pasteur*, p.260.

[17] 同前、p.110.

[18] 同前、p.260.

[19] Thomas Spencer Wells, "Some Causes of Excessive Mortality After Surgical Operations," *British Medical Journal*, Oct. 1, 1864, p.386.

[20] Fisher, *Joseph Lister*, p.134.

[21] "Meeting of the International Medical Congress," *The Boston Medical and Surgical Journal* 95 (Sept. 14, 1876): p.328.

[22] *The Lancet*, Aug. 24, 1867, p.234.

[23] 以下を参照。Fisher, *Joseph Lister*, p.131.

[24] (Quoted) 同前、p.130.

[25] John. K. Crellin, "The Disinfectant Studies by F. Crace Calvert and the Introduction of Phenol as a Germicide," *Vortrage der Hauptversammlung der internationalen Gesellschaft fur Geschichte der Pharmazie; International Society for the History of Pharmacy, Meeting, 1965, London* 28 (1966): p.3.

[26] Joseph Lister, "On a New Method of Treating Compound Fracture, Abscess, etc., with Observations on the Conditions of Suppuration," *The Lancet*, March 16, 1867, p.327.

[27] Fisher, *Joseph Lister*, p.134.

[28] Lister, "On a New Method of Treating Compound Fracture," p.328.

[29] Joseph Lister, "On the Principles of Antiseptic Surgery," in *Internationale Beitrage zur wissenschaftlichen Medizin: Festschrift, Rudolf Virchow gewidmet zur Vollendung seines 70. Lebensjahres* (Berlin: August Hirschwald, 1891), 3: p.262.

[30] ケリーも同じような開放骨折だったが、リスターは、「やり方が適切でなかった」ために失敗したのであり、石炭酸そのものの問題によるものではないと考え

[13] 以下の記述に基づく。Cameron, *Joseph Lister*, pp.47–49.
[14] Fisher, *Joseph Lister*, p.98; Crowther and Dupree, *Medical Lives in the Age of Surgical Revolution*, pp.61–62.
[15] Godlee, *Lord Lister*, p.92.
[16] Crowther and Dupree, *Medical Lives in the Age of Surgical Revolution*, p.63.
[17] 改装については以下で言及されている。Godlee, *Lord Lister*, p.90.
[18] 同前、p.91.
[19] 同前。
[20] 同前。
[21] 同前。
[22] 同前、p.93.
[23] 同前、P.92.
[24] Sir Hector Clare Cameron, *Reminiscences of Lister and of His Work in the Wards of the Glasgow Royal Infirmary, 1860–1869* (Glasgow: Jackson, Wylie & Co., 1927), p.9.
[25] J. C. Symons, (quoted in) Friedrich Engels, *The Condition of the Working Class in England*, trans. and ed. W. O. Henderson and W. H. Chaloner, 2nd ed. (Oxford: Blackwell, 1971), p.45.
[26] "Accident," *Fife Herald*, Jan. 12, 1865, p.3.
[27] "Uphall—Gunpowder Accident," *Scotsman*, April 3, 1865, p.2.
[28] (Quoted in) Godlee, *Lord Lister*, p.92.
[29] (Quoted in) John D. Comrie, *History of Scottish Medicine*, 2nd ed., vol. 2 (London: Published for the Wellcome Historical Medical Museum by Bailliere, Tindall & Cox, 1932), p.459.
[30] Fisher, *Joseph Lister*, p.107.
[31] Cameron, *Reminiscences of Lister*, p.11.
[32] Cameron, *Joseph Lister*, p.52.
[33] Godlee, *Lord Lister*, p.129, p.130.
[34] 同前、p.55.
[35] Leeson, *Lister as I Knew Him*, p.51, p.103.
[36] 同前、p.87.
[37] 同前、p.111.
[38] 同前、p.53.
[39] Douglas Guthrie, *Lord Lister: His Life and Doctrine* (Edinburgh: E. & S. Livingstone, 1949), pp.63–64.
[40] Leeson, *Lister as I Knew Him*, p.19.
[41] (Quoted in) Fisher, *Joseph Lister*, p.111.
[42] Joseph Lister, "The Croonian Lecture: On the Coagulation of the Blood," *Proceedings of the Royal Society of London* 12 (1862–63): p.609.
[43] Guthrie, *Lord Lister*, pp.45–46.
[44] Joseph Lister, "On the Excision of the Wrist for Caries," *The Lancet*, March 25, 1865, pp.308–312.
[45] (Quoted in) Fisher, *Joseph Lister*, p.122.
[46] Godlee, *Lord Lister*, p.110.
[47] Joseph Jackson Lister to Joseph Lister, Nov. 30, 1864, MS6965/40, Wellcome Library.
[48] Godlee, *Lord Lister*, p.111.
[49] (Quoted) 同前、p.105.
[50] Youngson, *Scientific Revolution*, p.130.
[51] Peter M. Dunn, "Dr. Alexander Gordon (1752–99) and Contagious Puerperal Fever," *Archives of Disease in Childhood: Fetal and Neonatal Edition* p.78, no. 3 (1998): F232.
[52] Alexander Gordon, *A Treatise on the Epidemic Puerperal Fever of Aberdee*n (London: Printed for G. G. and J. Robinson, 1795), p.3, p.63, p.99.
[53] Youngson, *Scientific Revolution*, p.132.
[54] 同前。
[55] Ignaz Semmelweis, *Etiology, Concept, and Prophylaxis of Childbed Fever* (1861), trans. K. Kodell Carter (Madison: University of Wisconsin Press, 1983), p.131.
[56] Youngson, *Scientific Revolution*, p.134.
[57] (Quoted in) Cameron, *Joseph Lister*, p.57.
[58] Cameron, *Reminiscences of Lister*, p.11.
[59] Cameron, *Joseph Lister*, p.54.
[60] 同前、pp.54–55.
[61] 文献により1865年としているものと1864年としているものがある。本書の日付は、以下による。Sir William Watson Cheyne, *Lister and His Achievement* (London: Longmans, Green, 1925), p.8.

[16] Joseph Jackson Lister to Joseph Lister, Oct. 18, 1855, MS6965/16, Wellcome Library.
[17] Joseph Jackson Lister to Joseph Lister, Feb. 23, 1856, MS6965/20, Wellcome Library.
[18] 同前。
[19] ジョゼフ・ジャクソンとジェイムズ・サイムは、持参金について話し合いをした。サイムは債券で2,000ポンド、現金で2,000ポンドを用意し、リスターの父も結婚にあたり資金援助した。詳細は以下を参照。Fisher, *Joseph Lister*, p.80.
[20] 同 前。Letter from Joseph Lister to Isabella Lister, Jan. ?–6, 1856, MS6968/2, Wellcome Library.
[21] (Quoted in) Fisher, *Joseph Lister*, p.81.
[22] (Quoted in) Sir Hector Clare Cameron, *Lord Lister 1827–1912: An Oration* (Glasgow: J. Maclehose, 1914), p.9. この言葉がリスターの結婚式でのものか、後日述べられたものかをめぐり一部に議論がある。
[23] Youngson, *Scientific Revolution*, pp.34–35.
[24] Worboys, *Spreading Germs*, p.76.
[25] (Quoted in) Godlee, *Lord Lister*, p.43.
[26] Robert Liston, *Practical Surgery*, 3rd ed. (London: John Churchill, 1840), p.31.
[27] *Year-Book of Medicine, Surgery, and Their Allied Sciences for 1862* (London: Printed for the New Sydenham Society, 1863), p.213, (quoted in) Youngson, *Scientific Revolution*, p.38.
[28] Fisher, *Joseph Lister*, p.84.
[29] 後年リスターは、炎症の性質についての研究は消毒の原理に関する概念の「本質であり基本」であるとし、これらの初期の発見を自身の業績をまとめた書籍にはかならず収めるよう念を押していた。1905年、78歳のとき、「私の死後、研究が読まれるなら、これに関する研究がもっとも評価されるだろう」と述べている（同前、p.89による）。
[30] Edward R. Howard, "Joseph Lister: His Contributions to Early Experimental Physiology," *Notes and Records of the Royal Society of London* 67, no. 3 (2013): pp.191–198.
[31] (Quoted in) Fisher, *Joseph Lister*, p.87. Joseph Lister, "An Inquiry Regarding the Parts of the Nervous System Which Regulate the Contractions of the Arteries," *Philosophical Transactions of the Royal Society of London* 148 (1858): pp.612–613.
[32] 同前、p.614.
[33] (Quoted in) Godlee, *Lord Lister*, p.61.
[34] Joseph Lister, "On the Early Stages of Inflammation," *Philosophical Transactions of the Royal Society of London* 148 (1858): p.700.
[35] Howard, "Joseph Lister," p.194.
[36] 同前。
[37] Joseph Jackson Lister to Joseph Lister, Jan. 31, 1857, MS6965/26, Wellcome Library.

第七章

[1] Richard Volkmann, "Die modern Chirurgie," *Sammlung klinischer Vortrage*, (quoted in) Sir Rickman John Godlee, *Lord Lister*, 2nd ed. (London: Macmillan and Co., 1918), p.123.
[2] (Quoted in) Godlee, *Lord Lister*, p.77.
[3] 同前、p.78.
[4] 同前、p.78, p.77.
[5] 同前、p.82.
[6] この手紙については以下で示唆されている。Godlee, *Lord Lister*, p.80. この手紙を書いたのがだれかはわからなかった。後年の伝記作家でも、フィッシャーらはこの件について言及していない。
[7] *Glasgow Herald*, Jan. 18, 1860, p.3.
[8] Fisher, *Joseph Lister*, p.97.
[9] (Quoted in) Godlee, *Lord Lister*, p.81.
[10] Cameron, *Joseph Lister*, p.46.
[11] (Quoted in) Christopher Lawrence, "Incommunicable Knowledge: Science, Technology, and the Clinical Art in Britain, 1850–1914," *Journal of Contemporary History* 20, no. 4 (1985): p.508.
[12] 以下に引用されている手紙による。Godlee, *Lord Lister*, pp.88–89.

[21] 同前、p.37, p.38.

[22] Letter from George Buchanan to Joseph Lister,Dec. pp.10–11, 1853, MS 6970/3, Wellcome Library.

[23] G. T. Wrench, *Lord Lister: His Life and Work* (London: Unwin, 1913), p.45.

[24] 同前、p.46.

[25] James Syme, *Observations in Clinical Surgery* (Edinburgh: Edmonston and Douglas, 1861), p.160.

[26] Wrench, *Lord Lister*, p.47.

[27] Hector Charles Cameron, *Joseph Lister: The Friend of Man* (London: William Heinemann Medical Books, 1948), p.34.

[28] Nightingale to R. G. Whitfield, Nov. 8, 1856 (LMA) H1/ST/NC1/58/6, London Metropolitan Archives, (quoted in) Lynn McDonald, ed., *Florence Nightingale: Extending Nursing* (Waterloo, Ont.: Wilfrid Laurier University Press, 2009), p.303.

[29] 詩の引用は以下による。Cameron, *Joseph Lister*, pp.34–35.

[30] 同前、p.35.

[31] John Beddoe, *Memories of Eighty Years* (Bristol: J. W. Arrowsmith, 1910), p.56.

[32] 同前。

[33] 同前。

[34] 同前、pp.56–57.

[35] 同前、p.55.

第六章

[1] (Quoted in) William J. Sinclair, *Semmelweis: His Life and His Doctrine: A Chapter in the History of Medicine* (Manchester: University Press, 1909), p.46.

[2] "The Late Richard Mackenzie MD," *Association Medical Journal* (1854): p.1023, p.1024.

[3] 同前、p.1024. マッケンジーについては以下も参照。*Medical Times & Gazette* 2 (1854): pp.446–447.

[4] Matthew Smallman-Raynora and Andrew D. Cliff, "The Geographical Spread of Cholera in the Crimean War: Epidemic Transmission in the Camp Systems of the British Army of the East, 1854–1855," *Journal of Historical Geography* p.33. 以下も参照。Army Medical Department, *The Medical and Surgical History of the British Army Which Served in Turkey and the Crimea During the War Against Russia in the Years 1854–55–56*, vol. 1 (London: HMSO, 1858).

[5] (Quoted in) Frieda Marsden Sandwith, *Surgeon Compassionate: The Story of Dr. William Marsden, Founder of the Royal Free and Royal Marsden Hospitals* (London: P. Davies, 1960), p.70.

[6] Letter from William Sharpey to James Syme, Dec. 1, 1854, MS 6979/21, Wellcome Library.

[7] Letter from Joseph Jackson Lister to Joseph Lister, Dec. 5, 1854, MS 6965/11, Wellcome Library.

[8] 同前、p.40.

[9] Joseph Jackson Lister to Joseph Lister, April 16, 1855, MS 6965/13, Wellcome Library.

[10] Godlee, *Lord Lister*, p.43.

[11] ミルバンク・ハウスの記述は以下にみられる。Robert Paterson, *Memorials of the Life of James Syme, Professor of Clinical Surgery in the University of Edinburgh, etc.* (Edinburgh: Edmonston & Douglas, 1874), pp.293–295. 以下も参照。Wrench, *Lord Lister*, pp.42–44.

[12] Joseph Lister to Rickman Godlee, Aug. 4, 1855, MS 6969/4, Wellcome Library.

[13] Joseph Jackson Lister to Joseph Lister, March 25, 1853, MS6965/8, Wellcome Library.

[14] (Quoted in) Fisher, *Joseph Lister*, p.63. 詩は以下による。" 'Tis of a winemerchant who in London did dwell," by John Beddoe, David Christison, and Patrick Heron Watson, May 15, 1854, MS6979/9, Wellcome Library.

[15] Letter from Joseph Jackson Lister to Joseph Lister, July 24, 1855, MS6965/14, Wellcome Library.

(2013): pp.191–198.

［21］Joseph Lister, "Observations on the Contractile Tissue of the Iris," *Quarterly Journal of Microscopical Science* 1 (1853): pp.8–11.

［22］John Bell, *The Principles of Surgery*, 2nd ed., abridged by J. Augustine Smith (New York: Collins, 1812), pp.26–27.

［23］(Reported in) T. Trotter, *Medicina Nautica* (London: Longman, Hurst, Rees, and Orme, 1797–1803), (cited in) I. Loudon, "Necrotising Fasciitis, Hospital Gangrene, and Phagedena," *The Lancet*, Nov. 19, 1994, p.1416.

［24］(Quoted in) Loudon, "Necrotising Fasciitis," p.1416.

［25］Bell, *Principles of Surgery*, p.28.

［26］James Syme, *The Principles of Surgery* (Edinburgh: MacLaughlan & Stewart, 1832), p.69.

［27］Worboys, *Spreading Germs*, p.75.

［28］Joseph Lister, "The Huxley Lecture by Lord Lister, F.R.C.S., President of the Royal Society," *British Medical Journal*, Oct. 6, 1900, p.969.

［29］同前。

［30］同前。

［31］Godlee, *Lord Lister*, p.28.

［32］同前、p.21.

［33］同前、p.22.

［34］Lister to Godlee, reply to a letter dated Nov. 28, 1852, MS 6970/1, Wellcome Library.

［35］症例は以下による。Lister, student no. 351, for the Fellowe's Clinical Medal at University College Hospital 1851, MS0021/4/4 (3), Royal College of Surgeons of England.

第五章

［1］William Hunter, *Two Introductory Lectures, Delivered by Dr. William Hunter, to his Last Course of Anatomical Lectures, at his Theatre in Windmill-Street* for J. Johnson, 1784), p.73.

［2］(Quoted in) Alexander Peddie, "Dr. John Brown: His Life and Work; with Narrative Sketches of James Syme in the Old Minto House Hospital and Dispensary Days; Being the Harveian Society Oration, Delivered 11th April 1890," *Edinburgh Medical Journal* 35, pt. 2 (Jan.–June 1890): p.1058.

［3］Alexander Miles, *The Edinburgh School of Surgery Before Lister* (London: A. & C. Black, 1918), pp.181–182.

［4］A. J. K. Cairncross, ed., *Census of Scotland, 1861–1931* (Cambridge, U.K., 1954).

［5］"Statistics of Crime in Edinburgh," *Caledonian Mercury* (Edinburgh), Jan. 21, 1856.

［6］James Begg, *Happy Homes for Working Men, and How to Get Them* (London: Cassell, Petter & Galpin, 1866), p.159.

［7］同前。

［8］(Quoted in) Godlee, *Lord Lister*, p.31.

［9］(Quoted in) John D. Comrie, *History of Scottish Medicine*, 2nd ed., vol. 2 (London: Published for the Wellcome Historical Medical Museum by Bailliere, Tindall & Cox, 1932), p.596.

［10］同前、pp.596–597.

［11］病院のあった場所は現在、スコットランド国立博物館になっている。

［12］(Quoted in) R. G. Williams Jr."James Syme of Edinburgh," *Historical Bulletin: Notes and Abstracts Dealing with Medical History* 16, no. 2 (1951): p.27.

［13］同前、p.28.

［14］決闘について詳細は以下を参照。Stanley, *For Fear of Pain*, p.37.

［15］Bill Yule, *Matrons, Medics, and Maladies* (East Linton: Tuckwell Press, 1999), pp.3–5.

［16］(Quoted in) Godlee, *Lord Lister*, p.30.

［17］同前、p.34.

［18］この点については、フィッシャーが以下で言及している。Fisher, *Joseph Lister*, pp.60–61.

［19］Godlee, *Lord Lister*, p.35.

［20］同前、p.37.

サリヴァンの記録は残っていない。
[19] Charles Dickens, *Sketches by Boz: Illustrative Life and Every-Day People, with Forty Illustrations* (London: Chapman & Hall, 1839), p.210.

第四章

[1] *"Men may rise on stepping-stones"*: Alfred, Lord Tennyson, *In Memoriam A.H.H.* (London: Edward Moxon, 1850) I, lines 3–4. テニスン『イン・メモリアム』、入江直祐訳（岩波書店）
[2] John Eric Erichsen, *The Science and Art of Surgery: Being a Treatise on Surgical Injuries, Diseases, and Preparations* (London: Walton and Maberly, 1853), pp.698–699.
[3] Stanley, *For Fear of Pain*, p.73.
[4] [The Annual Report of the Committee of the Charing Cross Hospital], *Spectator* 10 (London, 1837), p.58.
[5] Accident Report for Martha Appleton, A Scavenger, Aug. 1859, HO 45/6753, National Archives.
[6] 患者に関する記述は以下による。Lister, student number 351, for the Fellowe's Clinical Medal at University College Hospital 1851, MS0021/4/4 (3), Royal College of Surgeons of England.
[7] (Quoted in) Jack London, *People of the Abyss* (New York: Macmillan 1903), p.258. 以下も参照。John Thomas Arlidge, *The Hygiene, Diseases, and Mortality of Occupations* (London: Percival, 1892).
[8] 18世紀、19世紀の壊血病の治療の詳細に関しては、以下を参照。Mark Harrison, "Scurvy on Sea and Land: Political Economy and Natural History, c. 1780–c.1850," *Journal for Maritime Research (Print)* 15, no. 1 (2013): pp.7–15. 1928年に初めて、生化学者のアルベルト・セント＝ジェルジは、体内で炭水化物、脂肪、たんぱく質の効率的な消費を助ける物質を副腎から取り出した。さらにその4年後、チャールズ・グレン・キングが実験室でビタミンCを発見し、セント＝ジェルジが述べた物質と同じであると結論し、壊血病とビタミンC不足との関連を明らかにした。
[9] "Origin of the No Nose Club," *Star*, Feb. 18, 1874, p.3.
[10] 症例は以下による。Lister, student number 351, for the Fellowe's Clinical Medal at University College Hospital, 1851, MS0021/4/4 (3), Royal College of Surgeons of England.
[11] 同前。
[12] Robert Ellis, *Official Descriptive and Illustrated Catalogue of the Great Exhibition of the Works of Industry of All Nations, 1851* (London: W. Clowes and Sons, 1851), 3: p.1070.
[13] 同前、p.1170.
[14] Margaret Smith, ed., *The Letters of Charlotte Bronte, with a Selection of Letters by Family and Friends* (Oxford: Clarendon Press, 2000), 2: p.630.
[15] (Quoted in) Godlee, *Lord Lister*, p.28.
[16] Drawings of Lamprey, March 31, April 2, April 7, 1852, MS0021/4/4 (2/6), Royal College of Surgeons of England.
[17] (Quoted in) Fisher, *Joseph Lister*, p.48.
[18] Joseph Lister, "The Huxley Lecture on Early Researches Leading Up to the Antiseptic System of Surgery," *The Lancet*, Oct. 6, 1900, p.985.
[19] Jackie Rosenhek, "The Art of Artificial Insemination," *Doctor's Review*, Oct. 2013, http://www.doctorsreview.com/history/history-artificial-insemination（2015年5月14日アクセス）.
[20] A. E. Best, "Reflections on Joseph Lister's Edinburgh Experiments on Vaso-motor Control," *Medical History* 14, no. 1 (1970): pp.10–30. 以下も参照。Edward R. Howard, "Joseph Lister: His Contributions to Early Experimental Physiology," *Notes and Records of the Royal Society of London* 67, no. 3

pp.1469–1471.

[50] 以下を参照。Michael Worboys, *Spreading Germs: Disease Theories and Medical Practice in Britain, 1865–1900* (Cambridge, U.K.: Cambridge University Press, 2000), p.28.

[51] John Eric Erichsen, *On Hospitalism and the Causes of Death After Operations* (London: Longmans, Green, 1874), p.36

[52] James Y. Simpson, *Hospitalism: Its Effects on the Results of Surgical Operations, etc. Part II* (Edinburgh: Oliver and Boyd, 1869), pp.20–24.

[53] UCH/MR/1/63, University College London Archives.

第三章

[1] (Quoted in) Bransby Blake Cooper, *The Life of Sir Astley Cooper* (London: J. W. Parker, 1843), 2: p.207.

[2] R. S. Pilcher, "Lister's Medical School," *British Journal of Surgery* 54 (1967): p.422. 以下に記載されている建物設計図も参照。Merrington, *University College Hospital*, pp.78–79.

[3] Pilcher, "Lister's Medical School," p.422.

[4] 本章の記述は、ルース・リチャードソンとブライアン・ローズによる情報に負うところが大きい。リスターが外科医になってまもないころ行ったこの手術についてはあまり知られていなかったが、この二人が初めて明らかにした。以下を参照。Ruth Richardson and Bryan Rhodes,"Joseph Lister's First Operation," *Notes and Records of the Royal Society of London* 67, no. 4 (2013): pp.375–385.

[5] C. Kenny, "Wife-Selling in England,"*Law Quarterly Review* 45 (1929): p.496.

[6] "Letters Patent Have Passed the Great Seal of Ireland...," *Times*, July 18, 1797, p.3.

[7] Lawrence Stone, *Road to Divorce: England, 1530–1987* (Oxford: Oxford University Press, 1992), p.429.

[8] "The Disproportion Between the Punishments," *Times*, Aug. 24, 1846, p.4.

[9] Harriet Taylor Mill and John Stuart Mill [unheaded leader—Assault Law], *Morning Chronicle*, May 31, 1850, p.4.

[10] ジュリア・サリヴァンに関する記述は、(とくに断りがないかぎり) 中央刑事裁判所の訴訟記録 (1851年9月15日、pp.27-32) による。以下のウェブサイトで閲覧できる。https://www.oldbaileyonline.org.

[11] "Central Criminal Court, Sept. 17," *Times*, Sept. 18, 1851, p.7.

[12] Stanley, *For Fear of Pain*, p.136.

[13] 同前。

[14] T.W.H., "To the Editor of the Times," *Times*, July 11, 1835, p.3.

[15] この手術に関する詳細はおもに、中央刑事裁判所のリスターの証言記録と以下の文献による。John Eric Erichsen, "University College Hospital: Wound of the Abdomen; Protrusion and Perforation of the Intestines and Mesentery; Recovery," *The Lancet*, Nov. 1, 1851, pp.414–415.

[16] "Mirror on the Practice of Medicine and Surgery in the Hospitals of London: University College Hospital," *The Lancet*, Jan. 11, 1851, pp.41–42.

[17] Benjamin Travers, "A Case of Wound with Protrusion of the Stomach," *Edinburgh Journal of Medical Science* 1 (1826): pp.81–84.

[18] Erichsen, "University College Hospital: Wound of the Abdomen; Protrusion and Perforation of the Intestines and Mesentery; Recovery," p.415. 2年後、エリクセンは教科書『The Science and Art of Surgery』を出版し、そのなかでこの刺傷事件に言及している。ただし、その夜の事件で、ジュリア・サリヴァンが普通ならほぼ死んでいたであろうところを救われたのは、リスターのすぐれた手術によるものだとはしていない。残念ながらエリクセンの女性患者に関する症例記録がその後失われたため、リスター自身によるジュリア・

［21］Janet Oppenheim, *Shattered Nerves: Doctors, Patients, and Depression in Victorian England* (Oxford: Oxford University Press, 1991), pp.110–111.

［22］(Quoted in) Fisher, *Joseph Lister*, p.42. Letter from Joseph Jackson Lister to Joseph Lister, July 1, 1848, MS 6965/7, Wellcome Library.

［23］Cashbook, Dec. 1, 1849, MS 6981, Wellcome Library.

［24］(Quoted in) Fisher, *Joseph Lister*, p.47. この時期のリスターの精神状態に直接言及した記述はないものの、2年前の精神疾患のあと適度なペースで勉学するようにという父の助言により先の機会を見送ったと考えられる。

［25］Adrian Teal, *The Gin Lane Gazette* (London: Unbound, 2014).

［26］Elisabeth Bennion, *Antique Medical Instruments* (Berkeley: University of California Press, 1979), p.13.

［27］James Y. Simpson, "Our Existing System of Hospitalism and Its Effects," *Edinburgh Medical Journal*, March 1869, p.818.

［28］Youngson, *Scientific Revolution*, pp.23–24.

［29］F. B. Smith, *The People's Health, 1830–1910* (London: Croom Helm, 1979), p.262, (cited in) Stanley, *For Fear of Pain*, p.139.

［30］Youngson, *Scientific Revolution*, p.24.

［31］統計は同前、p.40.

［32］同前、p.65.

［33］John Eric Erichsen, *On the Study of Surgery: An Address Introductory to the Course of Surgery, Delivered at University College, London, at the Opening of Session 1850–1851* (London: Taylor, Walton & Maberly, 1850), p.8.

［34］(Quoted in) Jacob Smith, *The Thrill Makers: Celebrity, Masculinity, and Stunt Performance* (Berkeley: University of California Press, 2012), p.53.

［35］バーナムの最初の「これは何？」の興行は失敗だったが、その次にアメリカで1860年に行ったときは大成功を収めた。ちょうどチャールズ・ダーウィンが『種の起源』で取りあげた「ミッシングリンク」の疑問が人々の頭のなかにあったころで、バーナムが次に企画した「これは何？」では、ウィリアム・ヘンリー・ジョンソンというアフリカ系アメリカ人が登場した。歴史家のスティーヴン・アスマによれば、イギリスではその数十年前に奴隷制度が廃止されていたため、人種差別的な側面がある興行は、南北戦争の幕開けの時期のアメリカで、イギリスより受け入れられたのかもしれないという。Stephen T. Asma, *On Monsters: An Unnatural History of Our Worst Fears* (Oxford: Oxford University Press, 2009), p.138.

［36］"John Phillips Potter FRCS," *The Lancet*, May 29, 1847, p.576.

［37］"Obituary Notices," *South Australian Register*, July 28, 1847, p.2.

［38］"Death from Dissecting," *Daily News* (London), May 25, 1847, p.3.

［39］"John Phillips Potter FRCS," pp.576–577.

［40］*Courier*, Oct. 13, 1847, p.4. 以下も参照。"Dissection of the Man Monkey," *Stirling Observer*, April 29, 1847, p.3.

［41］"John Phillips Potter FRCS," p.576.

［42］Merrington, *University College Hospital*, p.65.

［43］同前、p.49.

［44］Godlee, *Lord Lister*, p.20.

［45］(Quoted in) Fisher, *Joseph Lister*, pp.50–51, p.307.

［46］Joseph Jackson Lister to Joseph Lister, Oct. 9, 1838, MS 6965/1, Wellcome Library.

［47］Leeson, *Lister as I Knew Him*, pp.48–49.

［48］James Y. Simpson, *Hospitalism: Its Effects on the Results of Surgical Operations, etc. Part I* (Edinburgh: Oliver and Boyd, 1869), p.4.

［49］Royal Commission for Enquiring into the State of Large Towns and Populous Districts, *Parliamentary Papers* (1844), p.17, (quoted in) Stephen Halliday, "Death and Miasma in Victorian London: An Obstinate Belief," *British Medical Journal*, Dec. 22, 2001,

第二章

[1] D. Hayes Agnew, *Lecture Introductory to the One Hundred and Fifth Course of Instruction in the Medical Department of the University of Pennsylvania, Delivered Monday, October 10, 1870* (Philadelphia: R. P. King's Sons, 1870), p.25, (quoted in) Sappol, *Traffic of Dead Bodies*, pp.75–76.

[2] Dr. John Cheyne to Sir Edward Percival, Dec. 2, 1818, (quoted in) "Bodies for Dissection in Dublin," *British Medical Journal*, Jan. 16, 1943, p.74, (quoted in) Richardson, *Death, Dissection, and the Destitute*, p.97.

[3] (Quoted in) Hale Bellot, *Notes on the History of University College, London with a Record of the Session 1886–7: Being the First Volume of the University College Gazette* (1887), p.37.

[4] J. Marion Sims, *The Story of My Life* (New York: D. Appleton, 1884), pp.128–129, (quoted in) Sappol, *Traffic of Dead Bodies*, pp.78–79.

[5] (Quoted in) Peter Bloom, *The Life of Berlioz* (Cambridge, U.K.: Cambridge University Press, 1998), p.14.

[6] Robley Dunglison, *The Medical Student; or, Aids to the Study of Medicine…* (Philadelphia: Carey, Lea & Blanchard, 1837), p150.

[7] W. W. Keen, *A Sketch of the Early History of Practical Anatomy: The Introductory Address to the Course of Lectures on Anatomy at the Philadelphia School of Anatomy …* (Philadelphia: J. B. Lippincott & Co., 1874), 3, (quoted in) Sappol, *Traffic of Dead Bodies*, pp.77–78.

[8] Sappol, *Traffic of Dead Bodies*, p.76.

[9] Charles Dickens, *The Posthumous Papers of the Pickwick Club*, Chapter XXX (London: Chapman and Hall, 1868), p.253.
チャールズ・ディケンズ『ピクウィック・クラブ』、北川悌二訳（筑摩書房）

[10] William Hunter, Introductory Lecture to Students (ca. 1780), MS 55.182, St. Thomas' Hospital.

[11] Patrick Mitchell, Lecture Notes Taken in Paris Mainly from the Lectures of Joseph Guichard Duverney at the Jardin du Roi from 1697–8, MS 6.f.134, Wellcome Library, (quoted in) Lynda Payne, *With Words and Knives: Learning Medical Dispassion in Early Modern England* (Aldershot: Ashgate, 2007), p.87.

[12] "Editor's Table," *Harper's New Monthly Magazine*, April 1854, p.692.

[13] W. T. Gairdner, *Introductory Address at the Public Opening of the Medical Session 1866–67 in the University of Glasgow* (Glasgow: Maclehose, 1866), p.22, (quoted in) M. Anne Crowther and Marguerite W. Dupree, *Medical Lives in the Age of Surgical Revolution* (Cambridge, U.K.: Cambridge University Press, 2007), p.45.

[14] Robert Woods, "Physician, Heal Thyself: The Health and Mortality of Victorian Doctors," *Social History of Medicine* 9 (1996): pp.1–30.

[15] "Medical Education," *New York Medical Inquirer* 1 (1830): p.130, (cited in) Sappol, *Traffic of Dead Bodies*, p.80.

[16] Thomas Pettigrew, *Biographical Memoirs of the Most Celebrated Physicians, Surgeons, etc., etc., Who Have Contributed to the Advancement of Medical Science* (London: Fisher, Son, 1839–40), 2: pp.4–5, (quoted in) Stanley, *For Fear of Pain*, p.159. 同時代の人が、アバナシーは「いったい何が待ち受けていることやら」とつけくわえたと指摘する。Winslow, *Physic and Physicians*, 1: p.119.

[17] Thomas Babington Macaulay, *The History of England from the Accession of James II* (London: Longman, Green, Longman, Roberts, & Green, 1864), p.73.

[18] 以下を参照。Fisher, *Joseph Lister*, pp.40–41.

[19] Hodgkin, Remembrance of Lister's Youth.

[20] John Rudd Leeson, *Lister as I Knew Him* (New York: William Wood, 1927), pp.58–60.

は以下を参照。Sarah Wise, *The Italian Boy: Murder and Grave-Robbery in 1830s London* (London: Pimlico, 2005), p.52.

[15] この点について詳細は以下を参照。Steven Johnson, *The Ghost Map: The Story of London's Most Terrifying Epidemic—and How It Changed Science, Cities, and the Modern World* (New York: Riverhead, 2006), pp.7–9.

[16] 詳細は以下を参照。Kellow Chesney, *The Victorian Underworld* (Newton Abbot: Readers Union Group, 1970), pp.15–19, pp.95–97.

[17] Letter from Peter Mark Roget to his sister Annette, December 29, 1800. (Quoted in) D. L. Emblen, *Peter Mark Roget: The Word and the Man* (London: Longman, 1970), p.54.

[18] "The London College," *Times*, June 6, 1825.

[19] *John Bull*, Feb. 14, 1825.

[20] Hatton, "How Have Europeans Grown So Tall?"

[21] Hector Charles Cameron, *Joseph Lister: The Friend of Man* (London: William Heinemann Medical Books, 1948), p.16.

[22] 同前、pp.16–18.

[23] Thomas Hodgkin, Remembrance of Lister's Youth, April 5, 1911, MS 6985/12, Wellcome Library.

[24] 同前。

[25] Cashbook, Oct.–Dec. 1846, MS 6981, Wellcome Library.

[26] Louise Creighton, *Life and Letters of Thomas Hodgkin* (London: Longmans, Green, 1917), p.12.

[27] 同前。P.39.

[28] John Stevenson Bushnan, *Address to the Medical Students of London: Session 1850–1* (London: J. Churchill, 1850), p.11, p.12.

[29] William Augustus Guy, *On Medical Education* (London: Henry Renshaw, 1846), p.23, (quoted in) Stanley, *For Fear of Pain*, p.167.

[30] "Medical Education in New York," *Harper's New Monthly Magazine*, Sept. 1882, p.672, (quoted in) Michael Sappol, *A Traffic of Dead Bodies: Anatomy and Embodied Social Identity in Nineteenth-Century America* (Princeton, N.J.: Princeton University Press, 2002), p.83.

[31] Stanley, *For Fear of Pain*, p.166. 以下にも記載されている。"Horace Saltoun," *Cornhill Magazine* 3, no. 14 (Feb. 1861): p.246.

[32] Advertisement, "Lancets," *Gazetteer and New Daily Advertiser*, Jan. 12, 1778, (quoted in) Alun Withey, *Technology, Self-Fashioning, and Politeness in Eighteenth-Century Britain: Refined Bodies* (London: Palgrave Pivot, 2015), p.121.

[33] Stanley, *For Fear of Pain*, p.81.

[34] Forbes Winslow, *Physic and Physicians: A Medical Sketch Book* (London: Longman, Orme, Brown, 1839), 2: pp.362–263.

[35] (Quoted in) Elisabeth Bennion, *Antique Medical Instruments* (Berkeley: University of California Press, 1979), p.3.

[36] Erwin H. Ackerknecht, *Medicine at the Paris Hospital, 1794–1848* (Baltimore: Johns Hopkins Press, 1967), p.15.

[37] 同前、p.51.

[38] 以下の情報に基づく。Ann F. La Berge, "Debate as Scientific Practice in Nineteenth-Century Paris: The Controversy over the Microscope," *Perspectives on Science* 12, no. 4 (2004): pp.425–427.

[39] A. E. Conrady, "The Unpublished Papers of J. J. Lister," *Journal of the Royal Microscopical Society* 29 (1913): pp.28–39. この手紙の日付は1850年になっているが、そのなかで言及されている「ポッター氏」は1847年に死去しているため、誤りの可能性がある。

[40] Joseph Lister, "Observations on the Muscular Tissue of the Skin, *Quarterly Journal of Microscopical Science* 1 (1853): p.264.

[41] (Quoted in) W. R. Merrington, *University College Hospital and Its Medical School: A History* (London: Heinemann, 1976), p.44.

Pain: British Surgery, 1790–1850* (New York: Rodopi, 2002), p.313.

[18] ペースについては、リストンの症例記録(casebook)にも記載されている。以下を参照。Liston casebook, Dec. 1845–Feb. 1847, UCH/MR/1/61, University College London.

[19] (Quoted in) Harold Ellis, *A History of Surgery* (London: Greenwich Medical Media, 2001), p.85.

[20] (Quoted in) Hollingham, *Blood and Guts*, pp.59–64.

[21] F. W. Cock, "The First Operation Under Ether in Europe: The Story of Three Days," *University College Hospital Magazine* 1 (1911): pp.127–144.

[22] Charles Bell, *Illustrations of the Great Operations of Surgery* (London: Longman, 1821), p.62, (quoted in) Stanley, *For Fear of Pain*, p.83.

[23] Thomas Alcock, "An Essay on the Education and Duties of the General Practitioner in Medicine and Surgery," *Transactions of the Associated Apothecaries and Surgeon Apothecaries of England and Wales* (London: Society, 1823), p.53, (quoted in) Stanley, *For Fear of Pain*, p.83.

[24] William Gibson, *Institutes and Practice of Surgery* (Philadelphia: James Kay, Jun. & Brother, 1841), p.504, (quoted in) Stanley, *For Fear of Pain*, p.83.

[25] James Miller, *Surgical Experience of Chloroform* (Edinburgh: Sutherland & Knox, 1848), p.7, (quoted in) Stanley, *For Fear of Pain*, p.295.

[26] "Etherization in Surgery," *Exeter Flying Post*, June 24, 1847, p.4.

[27] "The Good News from America," in John Saunders, ed., *People's Journal* (London: People's Journal Office, 1846–[1849?]), Jan. 9, 1847, p.25.

[28] T. G. Wilson, *Victorian Doctor, Being the Life of Sir William Wilde* (London: Methuen, 1942), p.90, (quoted in) Stanley, *For Fear of Pain*, p.174.

[29] South, *Memorials of John Flint South*, p.36.

[30] Jerry L. Gaw, *"A Time to Heal": The Diffusion of Listerism in Victorian Britain* (Philadelphia: American Philosophical Society, 1999), p.8.

第一章

[1] Herbert Spencer, *Education: Intellectual, Moral, and Physical* (New York: D. Appleton, 1861), pp.81–82.
ハーバート・スペンサー『教育論』、岡本仁三郎訳(玉川大学出版部)

[2] (Quoted in) Sir Rickman John Godlee, *Lord Lister*, 2nd ed. (London: Macmillan, 1918), p.28.

[3] Isabella Lister to Joseph Jackson Lister, Oct. 21, 1827, MS 6963/6, Wellcome Library.

[4] Richard B. Fisher, *Joseph Lister, 1827–1912* (London: MacDonald and Jane's, 1977), p.23.

[5] Fisher, *Joseph Lister*, p.35.

[6] Joseph Lister to Isabella Lister, Feb. 21, 1841, MS 6967/17, Wellcome Library.

[7] (Quoted in) Godlee, *Lord Lister*, p.14.

[8] 同前。

[9] 同前、p.12.

[10] 同前、p.8.

[11] John Ruskin, *The Crown of Wild Olive* (1866), p.14, in Edward Tyas Cook and Alexander Wedderburn (eds.), *The Works of John Ruskin*, vol. 18 (Cambridge, U.K.: Cambridge University Press, 2010), p.406.

[12] 墓地の記述は、以下による。Edwin Chadwick, *Report on the Sanitary Conditions of the Labouring Population of Great Britain: A Supplementary Report on the Results of a Special Inquiry into the Practice of Interment in Towns* (London: Printed by Clowes for HMSO, 1843), p.134.

[13] Story from Ruth Richardson, *Death, Dissection, and the Destitute* (London: Routledge & Kegan Paul, 1987), p.60.

[14] クレメンツ・レーンの詳細について

原　注

プロローグ

［1］Arthur C. Clarke, *Profiles of the Future* (London: Victor Gollancz Ltd, 1962), p.25. アーサー・C・クラーク『未来のプロフィル』、福島正実／川村哲郎訳（早川書房）
［2］John Flint South, *Memorials of John Flint South: Twice President of the Royal College of Surgeons, and Surgeon to St. Thomas's Hospital*,(collected by) the Reverend Charles Lett Feltoe (London: John Murray, 1884), p.27.
［3］同前、p.127, p.128, p160.
［4］同前、p.127.
［5］Paolo Mascagni, *Anatomia universa XLIV* (Pisa: Capurro, 1823), (quoted in) Andrew Cunningham, *The Anatomist Anatomis'd: An Experimental Discipline in Enlightenment Europe* (Farnham, U.K.: Ashgate, 2010), p.25.
［6］Jean-Jacques Rousseau, "Seventh Walk," in *Reveries of the Solitary Walker*, (trans.) Peter France (Harmondsworth, U.K.: Penguin, 1979), p.114, (quoted in) Cunningham, *Anatomist Anatomis'd*, p.25.
［7］J. J. Rivlin, "Getting a Medical Qualification in England in the Nineteenth Century," http://www.evolve360.co.uk/data/10/docs/09/09rivlin.pdf［リンク切れ］, 1996年10月12日のリヴァプール医学史学会・リヴァプール科学技術史学会合同会議で発表の論文に基づく。
［8］Thomas Percival, *Medical Jurisprudence; or a Code of Ethics and Institutes, Adapted to the Professions of Physic and Surgery* (Manchester, 1794), p.16.
［9］Florence Nightingale, *Notes on Hospitals*, 3rd ed. (London: Longman, Green, Longman, Roberts, and Green, 1863), iii.
［10］(Quoted in) Peter Vinten-Johansen et al., *Cholera, Chloroform, and the Science of Medicine: A Life of John Snow* (Oxford: Oxford University Press, 2003), p.111. 以下も参照。Richard Hollingham, *Blood and Guts: A History of Surgery* (London: BBC Books, 2008); Victor Robinson, *Victory over Pain: A History of Anesthesia* (London: Sigma Books, 1947), pp.141–150; Alison Winter, *Mesmerized: Powers of the Mind in Victorian Britain* (Chicago: University of Chicago Press, 1998), p.180.
［11］(Quoted in) Steve Parker, *Kill or Cure: An Illustrated History of Medicine* (London: DK, 2013), p.174.
［12］Henry Jacob Bigelow, "Insensibility During Surgical Operations Produced by Inhalation," *The Boston Medical and Surgical Journal*, Nov. 18, 1846, p.309.
［13］Timothy J. Hatton, "How Have Europeans Grown So Tall?," *Oxford Economic Papers*, Sept. 1, 2013.
［14］D'A. Power, "Liston, Robert (1794–1847),"rev. Jean Loudon, *Oxford Dictionary of National Biography* (Oxford: Oxford University Press, 2004), www.oxforddnb.com.
［15］John Pearson, *Principles of Surgery* (Boston: Stimpson & Clapp, 1832), vii.
［16］Myrtle Simpson, *Simpson the Obstetrician* (London: Victor Gollancz Ltd., 1972), p.41, in A. J. Youngson, *The Scientific Revolution in Victorian Medicine* (London: Croom Helm, 1979), p.28.
［17］F. W. Cock, "Anecdota Listoniensa," *University College Hospital Magazine* (1911): p.55, (quoted in) Peter Stanley, *For Fear of*

【表紙写真提供】 TPG Images ／ PPS 通信社

【著者】**リンジー・フィッツハリス**（Lindsey Fitzharris）

オックスフォード大学で科学医学史の博士号を取得。人気ウェブサイト『外科医の見習い（The Chirurgeon's Apprentice）』を開設。YouTube チャンネル『メスのもとで（Under the Knife）』の制作とプレゼンターを務める。『ガーディアン』、『ハフィントン・ポスト』、『ランセット』、『ニュー・サイエンティスト』などに寄稿。イギリスの田園地域で夫のエイドリアン・ティールと 2 匹の猫と暮らす。

ウェブサイト：www.drlindseyfitzharris.com

【訳者】**田中恵理香**（たなか・えりか）

東京外国語大学英米語学科卒、ロンドン大学ロンドン・スクール・オブ・エコノミクス修士課程修了。コンサルティング会社勤務等を経て翻訳を手がける。訳書にフィリップス『巨大企業 17 社とグローバル・パワー・エリート』がある。

THE BUTCHERING ART
Joseph Lister's Quest to Transform the Grisly World of Victorian Medicine
by Lindsey Fitzharris

Published in 2017 by Scientific American/Farrar, Straus & Giroux
Japanese edition published by arrangement with Farrar, Straus & Giroux, New York
through Tuttle-Mori Agency, Inc., Tokyo

ヴィクトリア朝《ちょう》 医療《いりょう》の歴史《れきし》

外科医《げかい》ジョゼフ・リスターと歴史《れきし》を変《か》えた治療法《ちりょうほう》

●

2021年1月29日 第1刷

著者…………リンジー・フィッツハリス

訳者…………田中恵理香《たなかえりか》

装幀…………一瀬錠二（Art of NOISE）

発行者…………成瀬雅人
発行所…………株式会社原書房

〒160-0022 東京都新宿区新宿 1-25-13
電話・代表 03（3354）0685
http://www.harashobo.co.jp
振替・00150-6-151594

印刷…………新灯印刷株式会社
製本…………東京美術紙工協業組合

ISBN978-4-562-05893-8, Printed in Japan